JÖRG VOGEL * NUN MACHEN'SE SICH MAL FREI

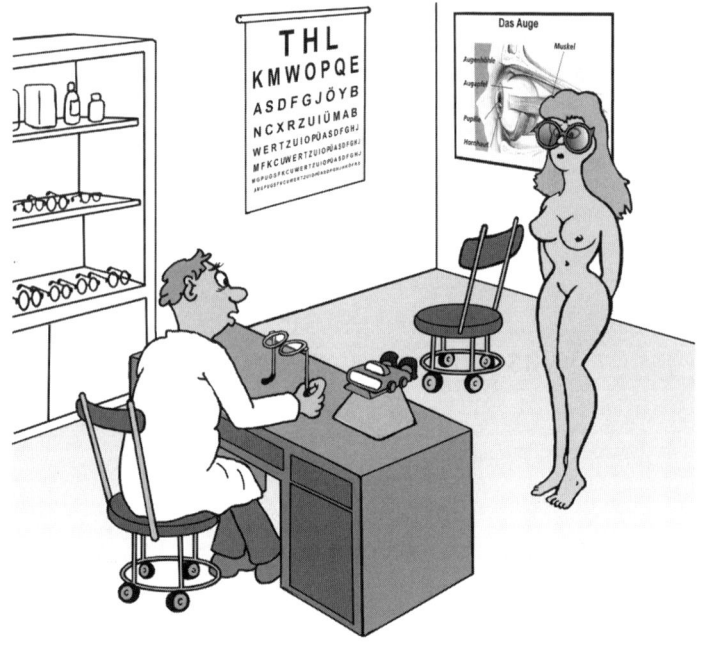

„Machen Sie sich bitte frei, Frau Klabberbroth."

Jörg Vogel

Nun machen'se sich mal frei!

Was Ihr Hausarzt wirklich denkt

mit Zeichnungen von
Peter Dunsch

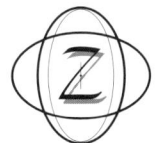

dr. ziethen verlag
Oschersleben

Die Deutsche Bibliothek – CIP-Einheitsaufnahme

Jörg Vogel :
Nun machen'se sich mal frei. Was Ihr Hausarzt wirklich
denkt / Vogel, Jörg. – Oschersleben:
Ziethen, 2009
ISBN 978-3-938380-99-4

© dr. ziethen verlag,
39387 Oschersleben, Friedrichstraße 15a
fon (03949) 4396, fax (03949) 500 100
e-Mail info@dr-ziethen-verlag.de
www.dr-ziethen-verlag.de
2009

Satz & Layout: dr. ziethen verlag
Umschlaggestaltung: Peter Dunsch
Alle Zeichnungen wurden auf einem WACOM-Tablett gefertigt.
Druck: Gemi, Prag
ISBN 978-3-938380-99-4
Gedruckt auf umweltfreundlich chlorfrei gebleichten Papier.

Vorwort

NUN MACHEN'SE SICH MAL FREI!

… dies ist ein gefürchteter Satz bei vielen Menschen, die, aus welchen Gründen auch immer, einen Arzt aufsuchen müssen.

Einerseits und vor allem beim weiblichen Geschlecht, denn welche Frau zeigt einem wildfremden Mann schon gern und sofort ihren befreiten Oberkörper. Mag er einen weißen Kittel anhaben oder nicht. Es könnte ja auch ein Maler sein, der da sitzt, und dessen eigentliche Aufgabe es ist, die Praxis zu renovieren.

Andererseits aber auch bei den Männern, die genau wissen, dass dem Doktor die zehn Kilo zusätzliches Übergewicht auffallen, was unweigerlich zur Aufforderung führt, den Biergenuss einzuschränken.

Sogar Bodybuilder haben damit ihre Probleme, weil vom aufmerksamen Arzte prompt die Frage kommt: Was nehmen Sie?

NUN MACHEN'SE SICH MAL FREI-beruflich!"

Diesen Satz hörte ich vor siebzehn Jahren von vielen: von Politikern, Vertretern der Kassenärztlichen Vereinigung und von Praxisausrüstern, die mir ihre medizinischen Geräte und Computer verkaufen wollten (und dies auch taten).

Ja, mir erschien das sehr verlockend: Freiberufler sein, in eigener Praxis, selbst entscheiden, was gut ist für meine Patienten und mich … Ein Leben lang Chefarzt sozusagen – dafür müssen viele meiner Kollegen in der Klinik oft jahrelang kriechen.

Nun, mit dem Selbstentscheiden ist es in den Jahren seit der Niederlassung ständig weniger geworden. Die Politik und die kranken Kassen nehmen einem das immer mehr ab. Diesen Niedergang kann man auch an meiner, sich stetig ändernder Berufsbezeichnung sehen: Hausarzt – Kassenarzt – Vertragsarzt – Leistungserbringer.

Und deshalb habe ich mir, neben meinem geliebten Beruf als Arzt, noch einige weitere Leben zugelegt: ein Leben als Familienmensch und Vater dreier Kinder, ein Leben als Kabarettist, eins als Musiker, ein Leben als Tanzfreund und schließlich dieses hier: als Schreiber.

NUN MACHEN'SE SICH MAL FREI!

… von der Vorstellung, alle Ärzte seien Professor Brinkmänner, die von Sonnenaufgang bis Sonnenuntergang am Bette ihrer Kranken wachen, danach bis früh um zwei Fachliteratur lesen und denen eine Frau Michaelis den Haushalt führt.

Treten Sie ein in die bunte Welt hinter den Kulissen des Praxisalltags, in die Gefühls- und Gedankenwelt unter dem weißen Kittel des Doktors.

Aber glauben Sie um Gottes Willen nicht alles, was hier steht. Denn Satire lebt von der Übertreibung.

Herzlichst,
Ihr

Dr. Jörg Vogel

**Labern ohne Ende ... –
Was macht eigentlich ein Allgemeinmediziner?**

Die Haupttätigkeit eines Allgemeinmediziners besteht darin zu reden.

Gut, ab und zu tut er auch mal körperlich etwas, ist er gezwungen, seinen bequemen Sessel zu verlassen. Zum Beispiel, wenn sich ein Patient die Bauchschmerzen partout nicht ausreden lässt. Dann muss er sich hochschrauben und ihn untersuchen.

Aber hauptsächlich redet er mit dem Menschen, der da vor ihm sitzt und hört ihm zu.

Das ist eigentlich unbezahlbar, denn dem Patienten hört ja sonst keiner mehr zu. Deswegen kommt er ja in die Praxis. Weil die Leute aus seiner Umgebung das Gejammer satt haben und sagen: „Mensch, ich kann es nicht mehr hören! Geh doch endlich mal wieder zum Doktor!"

Früher sagten sie: „Erzähl das deinem Friseur!"

Heute heißt es: „Geh zum Arzt! Arzt ist billiger!"

Und weil die Tätigkeit des Zuhörens und Miteinanderredens unbezahlbar ist, wird sie von den Krankenkassen auch nicht bezahlt. Warum auch? Es ist Tratsch! Und wer zahlt schon für Tratsch? Ja, ein tüchtiger Klinikchirurg, der am Tag zwanzig Gallen und zehn Schilddrüsen wegputzt, der tut ja wenigstens was für sein Geld. Aber nur rumsitzen, zuhören und reden, vielleicht mal hie und da ein bisschen fummeln ... Und abends zu Hause dann so tun, als sei man davon fix und fertig!

Mir ist nun bei solcherlei Nichtstun mit dem Patienten aufgefallen, wie sehr sich die Sprache der Leute im Laufe der letzten Jahre verändert hat und somit die Kommunikation.

Da sind einerseits die Älteren.

Die lesen nicht mehr nur die Apothekenzeitschrift. Nein, die schauen auch zunehmend im Internet nach, was sie ihrem Doktor so an fertigen Diagnosen präsentieren können.

Neulich sagte zum Beispiel ein Mann zu mir: „Herr Doktor, die Schmerztabletten helfen bei mir nicht mehr so richtig. Können Sie mich nicht nach Berlin überweisen? Dort soll es einen Spezialisten geben, der spritzt die Medikamente direkt in den *Spinat-Kanal*.“

Ich habe ihn dann zu einem Gemüsehändler geschickt…

Nein, natürlich nicht. Was er meinte, war der *Spinalkanal*, also der Rückenmarkskanal, aus dem die Nerven, die den Körper versorgen, heraustreten. Einen *Spinat-Kanal* gibt es im menschlichen Körper nicht. Das heißt, vielleicht doch. So könnte man die Speiseröhre eines Vegetariers nennen.

Oder eine ältere Dame sagte: „Ich habe mich belesen und der Chirurg hat es auch gesagt: Die Krampfadern können bei mir nicht mehr operiert werden. Wir müssen dann doch die *konfessionelle Behandlung* fortführen.“

Na gut, dachte ich. Amen!

Sie meinte natürlich die *konservative* Behandlung, einen Begriff in der Medizin, der das Gegenteil der *operativen* Behandlung ausdrückt.

Aber warum nicht konfessionell behandeln? Angesichts der schlechten Langzeitergebnisse von Krampfaderoperationen hilft es ja vielleicht zu beten?

Auch bei Leuten mittleren Alters hat sich die Sprache sehr verändert. Hier schlägt zunehmend der fatale Einfluss der rheinländischen Komikerszene durch.

Neulich hörte sich das dann bei einem Patienten so an: „Ich habe seit einer Woche lecker Kopfschmerzen. Ich bin ja nur noch Tabletten am nehmen.“

Ich, als zugegeben nicht ganz schlanker Mensch, verstehe ja bestimmt einiges vom Essen. Aber was an Kopfschmerzen lecker sein soll, habe ich bis heute nicht begriffen.

Aber er fuhr unbeirrt fort: „Wie hießen denn diese Tabletten gleich noch mal, Doktor?"

Ich sagte: „Moment, ich bin schon im Computer am gucken. Warum waren Sie denn nicht die Schachtel am mitbringen? Aber vielleicht habe noch einige im Schrank am liegen."

Nein, diese Sprache ist nicht schön am sein!

Aber die größten sprachlichen Veränderungen gibt es *bei den Jugendlichen*.

Wenn die in ihrer SMS-Sprache überhaupt noch einen kompletten Satz zusammen kriegen, dann ist das schon das pure Glück. Aber ich habe es gelernt, mich anzupassen. Schließlich braucht man als Allgemeinarzt diese Patienten wegen des „Verdünnungseffektes".

Gut siebzig Prozent meiner Patienten haben nämlich das fünfundfünfzigste Lebensjahr überschritten und sind damit in einem Alter, wo chronische Krankheiten zunehmen und hohe Medikamentenkosten entstehen. Und da ein „Leistungserbringer" der Krankenkassen wie ich ein Medikamentenbudget, ein Heilmittelbudget und ein Hilfsmittelbudget einzuhalten hat (ein Baguette wäre mir lieber), ist man auf die jüngeren Patienten angewiesen. Infolgedessen kommen dann Dialoge zustande wie dieser hier. Die Übersetzung füge ich gleich freiwillig hinzu:

Arzt: „Eh Alter, was geht ab hier?"
(„Guten Tag, was führt Sie zu mir?")

Patient: „Mir brummt die Rübe, ich habe drei Tage nur gekotzt. Ich fühle mich so Scheiße …" (Das braucht man nicht zu übersetzen, ist inzwischen Alltagssprache.)

Arzt: „Haste voll geglüht?"

(„Hatten Sie erhöhte Temperatur?")

Patient: „Nee, keinen Tropfen."

(Er hat die Frage falsch verstanden. Er dachte, ich hätte „vorglühen" gesagt. Dies ist auch ein Begriff aus der Jugendsprache, der meist freitags oder Samstagnacht Anwendung findet, bevor es zur Disco geht. Da schüttet sich so mancher noch eine halbe Flasche Wodka in die Birne. Wird's nachher nicht so teuer …)

Arzt: „Nee, haste jetzt nicht gecheckt, Alter! Haste Fieber?" (Nein, Sie Blödmann! Haben Sie Fieber?)

Patient: „Nee, n'Ipod."

Ich merke nun, mit Konversation kommen wir hier erst mal nicht weiter. Deshalb untersuche ich den Patienten und sage dann:

Arzt: „Mann, da haste ne voll fette Rüsselseuche abgegriffen." („Sie haben einen ausgeprägten Infekt der oberen Luftwege.")

Patient: „Was geht, Doc?"

(„Ist da noch was zu machen, Herr Doktor?")

Arzt: „Klaro! Musste die Woche zu Hause abhängen und dreimal täglich Pillen einwerfen."

(„Ich schreibe Sie diese Woche arbeitsunfähig und Sie müssen Paracetamol einnehmen.")

Ja, so funktionierte das. Es ist, als ob man eine andere Sprache beherrscht. Aber diese jungen Patienten fühlen sich verstanden und bleiben mir treu. Manchmal sehr treu. Vereinzelt so treu, dass sie überhaupt nicht mehr gesund, das heißt arbeitsfähig werden wollen. Dann muss ich sie schon manchmal fragen, ob TUI draußen dran steht oder ARZTPRAXIS …

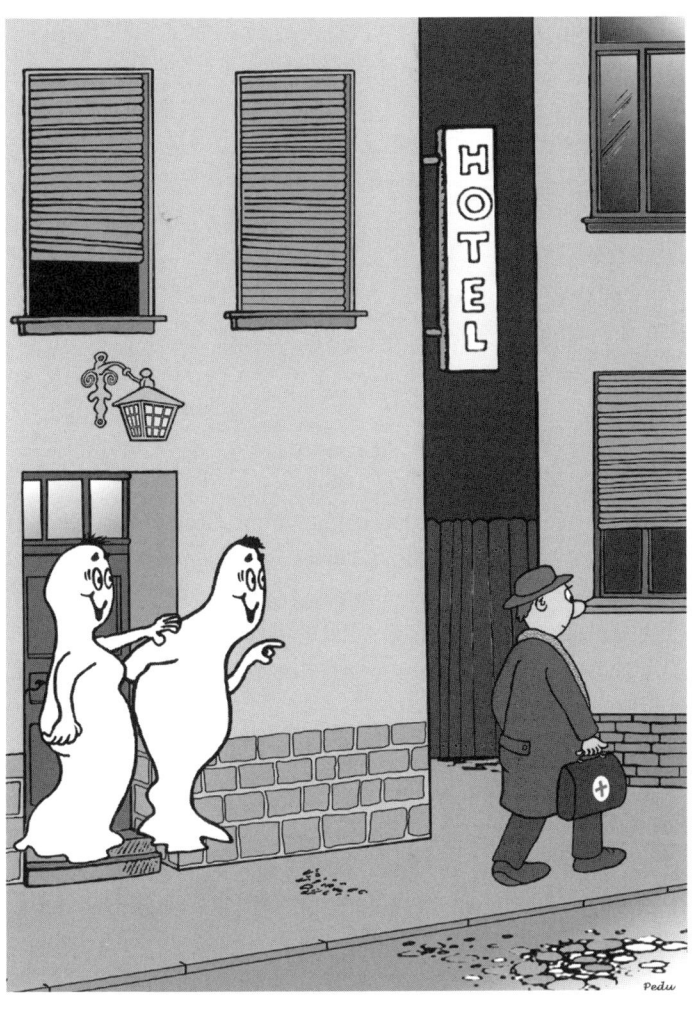

„Weshalb hast du jetzt so freundlich genickt?"
„Er war mein Hausarzt. Ohne seine Hilfe hätten wir uns
nicht kennengelernt!"

„Beginnende Grippe" – Die Krankheiten der Jugend

Es ist immer wieder erstaunlich, wie viele verantwortungs-
bewusste Meister es gibt.

Nahezu täglich kommen ganz früh, also circa 15 Uhr, vor
allem jüngere Erwachsene in meine Sprechstunde und sagen:
„Mir geht es nicht gut. Der Meister hat mich geschickt. Ich
soll zum Arzt gehen."

Als erstes fällt schon mal auf: Auf den Gedanken wären die
nie allein gekommen!

Sie wollten ja arbeiten, hätten sich durchgebissen, schwer-
verletzt, todkrank, mit 37,2 Fieber …

Aber nein, der Meister beendete die Heldentat. Er ließ
keine Qual für den geliebten Job zu.

Nun, wie kann man sich das vorstellen mit dem Meister?

Die Jugendlichen müssen also früh antreten, kaum dass sie
ihre Morgen-Zigarette geraucht haben. Dann geht der Meister mit besorgtem Blick vor ihnen auf und ab und sagt:
„Mensch, Müller, Sie sehen ja heute gar nicht gut aus. Ab zum
Arzt! Und nehmen Sie Meier und Klausen auch gleich mit,
die gefallen mir auch nicht!"

Dann stellt er sich selbst an die Werkbank und arbeitet für
die Drei mit. Natürlich an die mittlere, es ist ja ein mittel-
ständiges Unternehmen. Das steht zwar zunehmend vor der
Pleite, aber was soll's. Drei jungen Menschen wurde vermut-
lich das Leben gerettet!

Und die sitzen dann bei mir in der Praxis und klagen über
„leichte Kopfschmerzen" und „beginnende Übelkeit".

Warum auch nicht? Der Meister hat sie geschickt. Und
der muss es ja schließlich wissen.

Was soll der arme Mann auch machen? Soll er sie vielleicht mit „beginnendem Schüttelfrost" an ein Rüttelsieb stel-

len, in der Hoffnung, irgendwann Strom zu sparen, wenn es richtig losgeht mit dem Fieber?

Ja , ich schreibe dann alle krank. Klar ab gestern! Denn sie wurden ja gestern schon vom Meister aussortiert, sind aber vor „beginnender Erschöpfung" zu Hause erst mal eingeschlafen. Ja, bis heute Mittag hätten sie durchgeschlafen. Die Krankheit zehrt eben.

Diagnose: „KL-Syndrom". Sehr gefährlich!

Was das ist? Ganz einfach: „Keine-Lust-Syndrom".

Montag bis Mittwoch arbeitsunfähig.

Am Donnerstag kommen sie wieder. Es geht noch nicht, da noch „leichter Schnupfen" dazu gekommen ist. Und der Meister hat ausdrücklich gesagt, sie sollen sich auskurieren.

Diagnose nun? „INKL-Syndrom" – „Immer-noch – keine-Lust-Syndrom".

Weiter krank bis Freitag.

Jugendlicher Patient jetzt: „Ich müsste dann aber am Wochenende schon wieder arbeiten gehen, ich wäre diese Woche dran mit Schicht …"

Arzt jetzt: „Raus!!!"

Trotzdem: Ein Glück, dass es solche Meister gibt! Nicht auszudenken, was sonst passiert wäre. Denn eins dürfen wir nie vergessen: Der eigentliche und wirkliche Grund für immer wieder auftretende Arbeitsunfälle ist – die Arbeit!

Was Sie schon immer wissen wollten –
Was sind eigentlich Syndrome?

Zunehmend häufig begegnet uns im täglichen Leben das Wort „Syndrom". Oft, wenn es um etwas Mysteriöses, Unerforschtes geht.

Meistens steht es aber in einem medizinischen Zusammenhang, und hier scheint eines klar: Immer wenn Ärzte etwas nicht wissen, dann nennen sie es „Syndrom". Sie haben dann zwar eine gewisse Anzahl von Symptomen vorliegen, wissen aber damit nichts Richtiges anzufangen. Trotzdem schreiben sie natürlich sofort ein Rezept aus.

In besonders schweren Fällen, wenn ihnen gar nichts anderes mehr einfällt oder wenn es Ärzte einer amerikanischen Notfallambulanz sind, dann brüllen sie auch schon mal: „Weg vom Tisch!" Dann knallt und raucht es gewaltig und einer sagt: „Oh, mein Gott!"

Aber zurück zum „Syndrom".

Da gibt es zum Beispiel das „Tachykardie-Bradykardie-Syndrom".

Das heißt übersetzt nichts anderes als: „Mal schlägt das Herz zu schnell, dann schlägt es wieder zu langsam." Und keiner weiß, warum.

Übersetzt man das mal in den brodelnden Alltag, dann gäbe es vielleicht ein „Bierglas voll-Bierglas leer-Syndrom". Nur hier wäre die Ursache klar: DURST !

Darum gibt es dieses Syndrom auch nicht.

Man kann ein „Tachykardie-Bradykardie-Syndrom" auch herbeiführen, indem man eine Ursache dafür schafft und damit die Wissenschaft überrascht.

Ein Beispiel dafür ist der Fall meines Patienten Harry Bogenkamp. Harry spielte Lotto, immer dieselben Zahlen, seit zwanzig Jahren. Nur dieses Mal hatte er – sechs Richtige!

Tachykardie - sein Herz raste vor Glück, als im Fernsehen die Lottoziehung übertragen wurden. Endlich Millionär! Er hatte es schon immer gewusst! Sonst hätte er ja nicht gespielt! Fortuna küsste dieses Mal den Richtigen!

Am folgenden Tag überfiel ihn eine tiefe innere Ruhe. Der Kater von gestern war auskuriert. Er hatte mit seiner Frau eine Unmenge von Katalogen gewälzt, Reisen geplant und auch sonst alle Wünsche aufgeschrieben. Und sie waren erfüllbar!

Man konnte morgen zur Arbeit gehen, aber man musste nicht. Eigentlich brauchte man nie wieder zur Arbeit zu gehen! Wohlige Stille, langsamer Walzer, Bradykardie vom Feinsten.

Am Montagmorgen begann bei Harry die Suche nach der Spielquittung. Wo war es nur, das verdammte Ding? Herzrasen! Tachykardiiiie!

Dann kam die erlösende Botschaft seiner Frau: Der Schein lag wahrscheinlich bei ihr auf Arbeit im Schreibtisch. Denn sie hatte den Tipp ja wie jeden Freitag weggebracht und war dann mit ihrer besten Freundin Kaffee trinken gegangen.

Ruhe … Bradykardie … Millionäre regen sich nicht auf!

Dafür war Frau Bogenkamp am Montagabend, als sie von der Arbeit kam, so merkwürdig still und ging gleich zu Bett. Sie hatte Kopfschmerzen – Migräne. Egal, sie wollte nur ihre Ruhe.

Am Dienstag gab es dann eine gute und eine schlechte Nachricht.

Zuerst die gute: Die Quote des Sechsers betrug 1,2 Millionen. Relative Bradykardie… Es gab schon bessere Sechser. Aber auch miesere. Man sollte mit dem Wenigen zufrieden sein.

Und dann die schlechte Nachricht: Harrys Frau hatte vergessen, den Schein abzugeben!

Sie war zwar in den Lotto-Laden gegangen wie jeden Freitag, hatte dort aber eine wichtige Frauenzeitschrift entdeckt, die über eine brandneue Entschlackungsdiät berichtete. Im Leserausch war sie aus dem Laden gestürmt, um den Artikel mit ihrer besten Freundin bei einem entschlackendem Kaffee zu diskutieren.

Extreme Tachykardie bei Harry, dann Herzinfarkt, Herzstillstand – Nullikardie – aus, vorbei für immer.

Blieben noch zwei Dinge nachzutragen:

1. Die Lebensversicherung, die Harrys Ehefrau bald danach ausbezahlt bekam, betrug ziemlich genau 1,2 Millionen Euro.

2. Frau Bogenkamp hatte nie wieder Migräne.

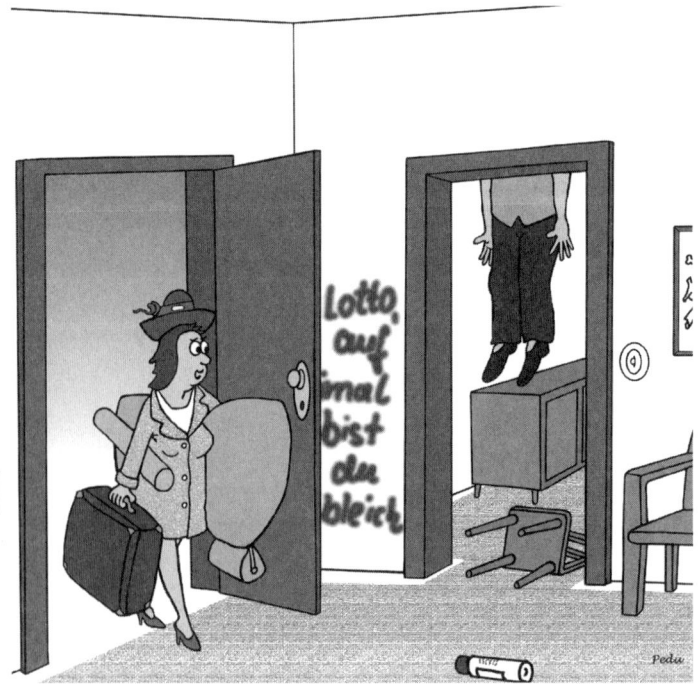

„Na, Harry, was hat unser Sechser gebracht?"

„Herr Doktor, ich habe Bandscheibe …" – das Ende der Jugend

In den letzten Jahren ist mir immer wieder aufgefallen, wie sehr die Technik in vielen Haushalten Einzug gehalten hat, besonders bei den Älteren. Dies ist ein logischer Prozess. Denn der jetzigen Rentnergeneration geht ja eigentlich recht gut. Jedenfalls im Durchschnitt gesehen.

Somit stehen die Kinder und die Enkel dieser Generation mehrmals im Jahr vor dem gleichen Problem: Was schenkt man den Eltern oder Großeltern zum Geburtstag? In ihrer Not greifen sie dann zu Hightech-Blutdruckapparaten, TENS-Geräten, bis hin zu Laptops mit seniorengerechten Tasten. Ja, sogar zu elektronischen Urinflaschen, die angeblich den Radetzky-Marsch abspielen, wenn Opas Prostata endlich den Weg für's Wasserlassen freigegeben hat.

Von den Alten wird das meistens dankbar angenommen. Bei vielen entwickelt sich das Blutdruckmessen immer mehr zum Höhepunkt des Tages. Auch wieder logisch, da andere Höhepunkte ja mit zunehmendem Alter wegfallen.

Viele gönnen sich das Blutdruckmessen gleich mehrmals täglich. Ich habe in meiner Praxis mehrere Rentnerehepaare, die zelebrieren das Blutdruckmessen regelrecht. Drei Mal am Tag. Zu genau festgelegten Zeiten. Selbst während der Kaffeefahrt im Reisebus.

Die zunehmende technische Aufrüstung der deutschen Haushalte, vor allem mit Computern, birgt natürlich Risiken und Nebenwirkungen in sich: Die Menschen bewegen sich weniger.

So ist es kein Wunder, dass meistens am Montag, insbesondere nach einem stinkverregneten Wochenende, das Wartezimmer förmlich aus den Nähten platzt vor Menschen, die alle das gleiche sagen: „Herr Doktor, ich habe Bandscheibe …"

Rückenschmerzen jeder Art lösen immer eine Urangst aus: „Bandscheibe".

„Bandscheibe" ist für viele Leute das Vernichtungswort des Jahres. Wenn das auf irgendeinem Befund daraufsteht, wissen sie: Jetzt ist es mit der Jugend endgültig vorbei.

Ob es nur ein Herausrutschen oder eine Vorfall ist, interessiert nicht. „Bandscheibe" ist wie „Krebs des Rückens".

„Ich habe Bandscheibe!" Die nächsten Stufen sind dann Rollator-Rollstuhl-ZIVI.

Badewannenlift nicht zu vergessen.

Natürlich ist es bei manchen Patienten tatsächlich die Bandscheibe. Die brauchen dann meist eine langwierige Therapie und haben wirklich nichts zu lachen.

Aber bei den meisten sind es einfach Rückenverspannungen oder Blockierungen auf Grund des Bewegungsmangels. Und wenn ihnen dann der Doktor sagt, dass sie sogar noch etwas dagegen tun können, wollen sie das oft weder hören noch glauben.

Was habe ich schon mit den Leuten diskutiert: „Gehen Sie raus, laufen, Rad fahren, schwimmen, tanzen …"

Es nützte wenig. Sie haben schließlich „Bandscheibe". Da braucht es mindestens ein Sixpack Fango und Massagen.

Irgendwann wechselte ich die Strategie. Ich lud mir die Kinder und die Enkel dieser Patienten ein und sagte: „Schenkt euern Eltern an Stelle eines Blutdruckmessgerätes lieber einen Hund. Dann sind sie gezwungen, rauszugehen und sich zu bewegen. Sonst findet dessen Defäkation nämlich auf dem Teppich statt. Was das heißt? Er scheißt Oma in die Bude!"

Allerdings können solche Ratschläge auch gehörig schief gehen. Besonders, wenn ich an eine alte Tante von mir denke.

Tante Lotte hatte eine Gesichtslähmung, verbunden mit einer Sprachstörung. Da sie allein lebt, riet ihr der Sprachtherapeut dringend, sich einen Wellensittich anzuschaffen. Er verfolgte dabei den Hintergedanken, dass sie dann wohl mit diesem das Sprechen üben wird.

Aber Tante Lotte bekam das völlig in den falschen Hals. Und nun kriegen Sie so eine korpulente alte Dame mal wieder vom Kleiderschrank runter!

Wissen Sie, was Sie danach haben? BANDSCHEIBE!

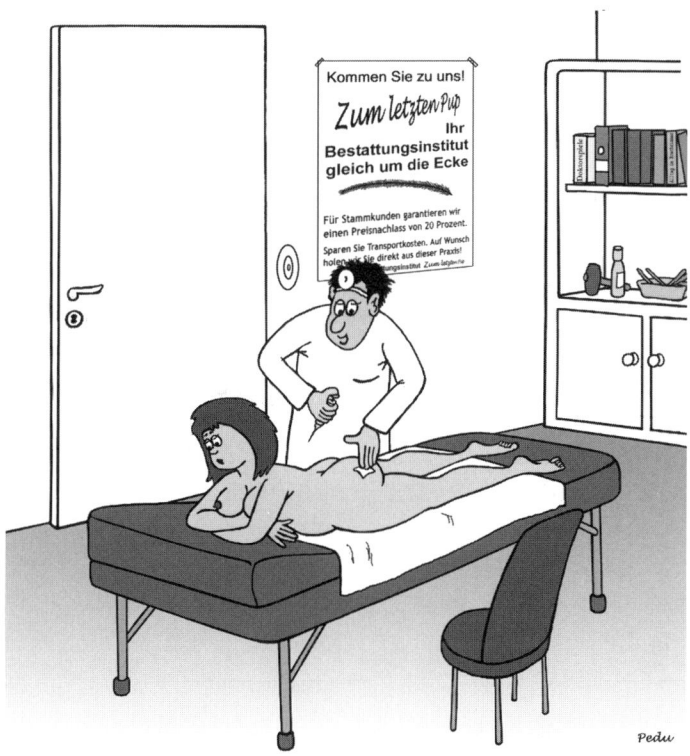

„Das könn'se glauben, Frau Müller, ich hab schon langweiligere Bandscheibenvorfälle sehen müssen."

Eigenbewegung –
Wie young Buddha das Laufen lernte

Schließlich bin ich doch wieder dazu übergegangen, die Leute selbst zu motivieren, sich mehr zu bewegen. Zum Beispiel, mit dem Laufen anzufangen. Jedoch dieses Mal nicht ohne vorherigen Selbstversuch. Ja, lesen Sie's nur …

Ich war als Kind, nun sagen wir mal, relativ vollschlank; etwas, was die alten Chinesen und sonstigen Asiaten in ihrer Medizin gerne als den „Zustand der Fülle" bezeichnen. Das heißt, ich ruhte sozusagen in mir selbst.

Soweit, so fett. Seitdem aber meine gehässige Tochter einige Kindheitsbilder von mir ins Internet gestellt hat, erhalte ich fast wöchentlich Post aus Thailand, weil man dort glaubt, ich sei die Reinkarnation des jungen Buddha …

In diesem kindlichen „Zustand der Fülle" hasste ich natürlich das Laufen, und damit meine ich nicht das normale Gehen, sondern das Rennen. Somit mochte ich auch den Sportunterricht nicht, der immer montags von 11–13 Uhr in unserer Schule erteilt wurde.

Meist stand dann der Sportlehrer, ein Muskelpaket namens Müllering, schon bereit und verkündete freudig hüpfend: „So, ihr Schlappschwänze, heute 3.000-m-Lauf !"

3.000 Meter, das klingt erst mal nicht viel. Aber das sind zehn Runden á 300 Meter – eine Menge für den jungen Buddha!

Nirgends konnte ich mich ausheulen. Wenn ich es zu Hause versuchte, drosch meine Mutter ganz seltsame Phrasen. Plötzlich zählte für sie nicht mehr das Leiden ihres geliebten Kindes, sondern nur noch der olympische Gedanke: „Junge, du machst da mit! Teilnahme entscheidet. Der Sportlehrer muss sehen, dass du dir Mühe gibst! Sonst siehst du bald aus wie die alte Klausen!" So hieß unsere Nachbarin, und die war allen Ernstes so fett, dass sie ihrem Hausarzt eine Liege zerlegen hatte. Dabei aß die gar nichts. Behauptete sie jedenfalls …

Also lief ich am Montag um elf gemeinsam mit den anderen Schülern los. Und lief und lief … Allerdings eben nicht ganz so schnell wie die anderen. Genauer gesagt war es so, dass meine Kameraden bereits zum Mittagessen gingen, während ich gerade meine sechste Runde einläutete – und mit dem Essen fertig waren, als ich mich an die Achte herantastete.

Das war dann auch der Zeitpunkt, wo ich endlich allein auf dem Platz war mit meinem Sportlehrer. Und weil der nun auch Hunger bekam, begann es langsam, spannend zu werden.

Spätestens Mitte der achten Runde ging er dann neben mir her (er *ging*, wohlgemerkt!) und fing an zu verhandeln: „So, Jörg, wenn Sie mit einer **Vier** einverstanden wären, würde ich ihnen die zehnte Runde erlassen." Ich schüttelte energisch den Kopf – reden konnte ich nicht – und rannte weiter. Jetzt wurde er ungeduldig: „Also gut, die neunte und die zehnte Runde und eine **Drei**. Einverstanden?"

Ich blies die Backen auf, was er aber nicht bemerkte, weil meine Backen immer wie aufgeblasen aussahen. Ich jappste: „Nein … Mutter gesagt … Sportlehrer muss sehen … ich mir Mühe geben …schnauf …ächz … alte Klausen …"

„Okay!!", schrie Müllering, „ich sehe, dass du dir Mühe gibst. Eine **Zwei** – und du hörst sofort auf, klar?!!"

Das wirkte – ich stand!

Nein, ich konnte dem Rennen einfach nichts abgewinnen. Wenn wenigstens ein Ball vorneweg gerollt wäre, dann hätte das alles ja irgendwie einen Sinn gemacht. Wobei man sagen muss: Young Buddha stand beim Fußball sowieso meist im Tor und musste es nur aushalten, dauernd von den anderen ange- schossen zu werden. Denn vorbei konnte der Ball ja nicht … Auch heute noch kann ich dem Thema Joggen einfach nichts abgewinnen. Dabei habe ich es noch zweimal in meinem Leben versucht.

Das eine Mal fragten mich mehrere Leute, denen ich be - gegnete, unabhängig voneinander, warum ich mir zum Laufen ausgerechnet einen roten Schlips umgebunden hätte…

Es war aber kein Schlips, es war meine Zunge!

Der zweite Versuch wurde durch eine Sendung im Fernsehen ausgelöst, in der so ein dauerhaft grinsender dürrer Kollege namens Dr. Strunz auftrat, und der gab dem Laufen plötzlich einen völlig neuen Sinn! Er sagte: „Man muss beim Joggen nicht rennen, sondern tänzeln!"

Was soll ich sagen? Ich bin nur einmal durch unser Wohngebiet getänzelt …

Die Mütter holten ihre schreienden Kinder rein, die Kirchenglocken fingen an zu klingen, obwohl sie gar keiner läutete, und beim Fernsehen gingen Anrufe ein, welche Stärke auf der Richterscala dieses Erdbeben wohl gehabt habe.

Trotzdem, ich wollte nicht aufgeben und fand meine eigene Lösung des Problems: „Nördliches Laufen", im Deutschen auch Nordic Walking genannt! Schnelles Gehen an zwei Stöcken – mein Sportlehrer hätte sich die Haare gerauft, so etwas als Sport zu bezeichnen.

Ich staunte nur, wie rasch es sich in der Nachbarschaft herumsprach, denn dieses Mal ging ich auf leisen Sohlen.

„Na, hat das Versandhaus vergessen, die Skier mitzuliefern, ha ha ha?", kalauerte mein Nachbar aus dem Fenster, als er mich das erste Mal so erblickte. Ich ignorierte ihn. Beim zweiten Mal wurden seine Einfälle nicht besser: „Na, seit wann bezahlt denn die Krankenkasse gleich zwei Stöcke auf einmal, ha ha, he he he …?!"

„Spotte nur, Nachbar", ätzte ich zurück. „Dein Rollator ist auch schon geschmiedet."

Das saß. Nun beschloss ich, mein Equipment aufzurüsten. Ich wollte meinem sich schindenden Körper wenigstens ein olympisches Outfit und größtmöglichen technischen Komfort bieten, wenn ich ihn schon derart herausforderte. Ich kaufte mir also eine Top-Laufausrüstung: Ein Paar Karbonstöcke, die je 95 kg Gewicht aufnehmen können, Laufkleidung aus Mikrofaser, selbstschwitzend, mit Reflektoren gegen den Wildwechsel (wer will beim Walken schon ständig mit Rehen zusammenstoßen?) und einen Laufgürtel.

Ja, so was gibt es. Das ist so etwas ähnliches wie ein Keuschheitsgürtel, nur ohne verschließbaren Bereich, dafür aber mit vielen Taschen dran. Dort passt alles rein, was man zum Walken so braucht: eine Saftpulle, zwei bis drei Schokoriegel, ein Camping-Essbesteck, Handy, die Visitenkarte vom regionalen Pizza-Service, Kompass, Reserve-Essbesteck …

Nur eins verstehe ich nicht: Ich mache das jetzt seit drei Jahren. Trotzdem habe ich allein durch das Walken noch kein Gramm Gewicht verloren. Woran das nur liegen mag?

Vielleicht sollte ich den Kompass mal aus dem Laufgürtel rausnehmen beim Wiegen?

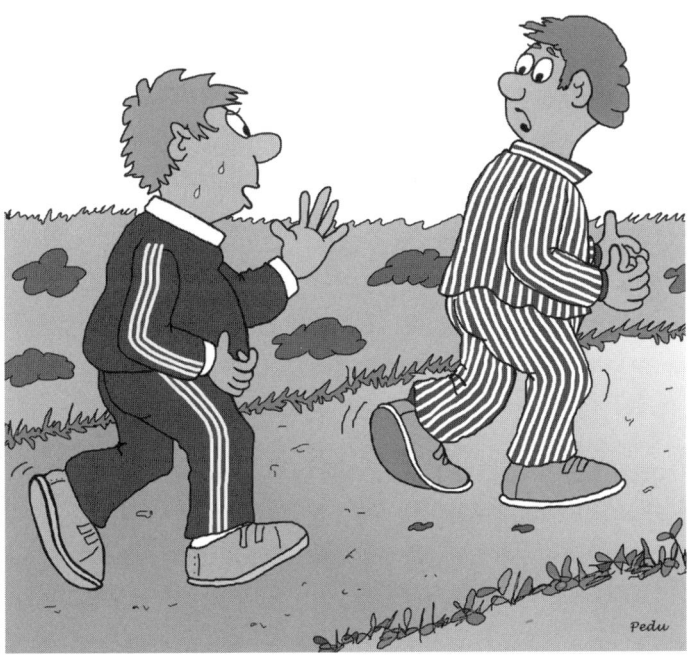

„Ich habe ein paar Kilo zuviel!"
„Und ich ein paar Streifen!"

Der Doktor als Drüsenjäger – Reden Dicke Unsinn?

Viele Leute reden Unsinn und unter ihnen besonders die Dicken. Vielleicht ist Ihnen das auch schon mal aufgefallen? Nahezu täglich kommt irgendeiner an und sagt: „Also ich kann essen, was ich will, ich nehme einfach nicht ab!"

Ja logisch! Selbstverständlich ist das so. Man muss eben essen, was man nicht will, dann nimmt man auch ab.

Die meisten Dicken wissen aber sowieso alleine, woran es liegt. Natürlich, es sind die Drüsen! Sie wollen allen Ernstes ihren Doktor zum Drüsen-Jäger machen!

Manche Dicke ahnen natürlich, dass ihr Übergewicht vielleicht doch irgendetwas mit dem Essen zu tun hat. Die kommen dann zu mir und jammern: „Ich hungere jetzt seit vier Wochen täglich eine Stunde. Ich hab noch kein Kilogramm abgenommen!"

Aber bevorzugt die älteren Damen, die sich figürlich schon erstaunlich einem Dinosaurier angenähert haben, die wissen es ganz genau: Am Essen liegt es nicht! Sie werden von der Luft dick …

Nein, meine Damen, die Luft ist es nicht. Es sind die Gene!

Man hat ja vor einigen Jahren das menschliche Genom entschlüsselt und weiß nun, dass es aus Eiweißbausteinen besteht, und die wiederum sind durch Großbuchstaben verschlüsselt. Vor kurzem habe ich (rein interessehalber) mal mein Übergewichts-Gen entschlüsseln lassen und siehe da: Es besteht aus genau drei Buchstaben: O – M – A.

Ich war bekanntlich in meiner frühen Jugend ein stattliches Kind, das heißt, ich hatte mich relativ deutlich vom Ideal - gewicht entfernt. Und meine OMA, die sorgte dafür, dass das auch so blieb. Weil sie mir dann weiter Pullover stricken konnte und somit nicht unnütz zugange war. Folglich musste meine Mutter mit mir nur noch wegen der Hosen zum Schneider.

Ja, irgendwie war der Handel früher nicht auf stattliche Kinder eingerichtet. Und unser Schneidermeister nähte die Hosen immer getreu seinem Leitspruch:

... *Nähe Ihnen Sachen für's Leben!*

Das heißt, ich sah in seinen Hosen meist aus wie ein klein-geschrumpfter Heinz Ehrhardt. Aber dafür trage ich manche heute noch!

Und als stattliches Kind war ich natürlich auch meist ein zufriedenes Kind, vor allem in der Schule und da insbesondere wieder im Speiseraum. Während meine geliebten und meist dünnen Mitschüler schon damals jeden Mittag im Speiseraum die Serie „Gutes Essen – schlechtes Essen" durchspielten, war mir alles willkommen, was zwischen mein Alu-Besteck passte.

Zugegeben, es gab auch Probleme. Vor allem im Sport-unterricht. Ich sage nur ein Wort: FELGUMSCHWUNG.

Während mein gertenschlanker Freund, Lutz Buschmann, um die Reckstange rotierte, dass er Brandblasen an den Hän-den bekam, war bei mir der Felgumschwung immer schon bei ‚Fällt um' zu Ende. Da hing ich dann wie eine reife Frucht mit dem Kopf nach unten an der Reckstange – und irgendwann fiel ich ab. Dabei hatte ich immer nur die eine Frage im Kopf: Wozu brauche ich im späteren Leben einen Felgumschwung?

Dabei wusste ich damals schon eine ganze Menge über das Leben. Ich wusste, warum ein Glasauge aus Glas ist. Damit man durchgucken kann!

Ich wusste, warum Frauen über fünfzig ihre Regel verlie-ren. Weil sie das Blut für die Krampfadern brauchen!

Aber wozu, um alles in der Welt, braucht man einen Felg-umschwung?

Erst später als Student wurde ich dann richtig schlank, und das, obwohl ich mir mehrmals die Woche ein Sieben-Gänge-Menü gönnte: Ein Sixpack und eine Bockwurst.

Vielleicht lag es ja auch am Stress. Schließlich war man ja als Student jeden Tag schon ab vierzehn Uhr auf den Beinen.

Wie nimmt man nun wirklich ab?

Am besten ist immer noch FDH: ‚Friss die Hälfte'. Also statt einem Teller nur einen halben Teller essen. Ich habe das eine Weile durchgezogen mit dem ‚halben Teller essen', aber mein Zahnarzt gebot mir dann Einhalt.

Eine andere Methode: Werden Sie Vegetarier! Essen Sie den Tieren das Futter weg! Kaufen Sie Ihre Wurst beim Gärtner! Eines ist auf jeden Fall sicher: Wenn Sie davon nicht abnehmen, dann sterben Sie als Vegetarier wenigstens gesünder!

Wo ich heute noch nicht so richtig ran kann, das ist der Sport. Ich habe einen Freund, der nutzt jeden Urlaub dazu, in irgendeiner Wüste an irgendeinem Marathon-Lauf teilzunehmen. Das könnte ich nicht. Höchstens ein bisschen nordisch walken. Oder in der Oase Getränke verkaufen …

Ich glaube, ich werde meine nächsten zwei Urlaubswochen wahrscheinlich komplett im Schaukelstuhl verbringen. Aber wer weiß, vielleicht werde ich ja in der zweiten Woche sogar ein wenig schaukeln …?!

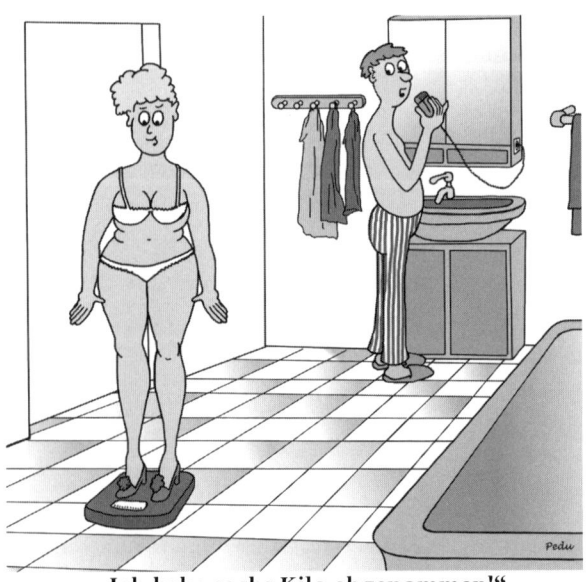

„Ich habe sechs Kilo abgenommen!"
„Bunt- oder Kochwäsche?"

Des Doktors liebster Patient –
Der WAU (WartezimmerAlleinUnterhalter)

Man trifft ihn (oder sie) wohl in jeder Praxis an – den WAU. Dies ist eine seltsame Spezies. Der WAU zeichnet sich dadurch aus, dass er sehr oft zum Arzt kommt. Immer wenigstens eine halbe Stunde vor seinem Termin. Dabei hat er nur ein Ziel: Die Umgebung an seinen vielen Leiden teilhaben zu lassen und zu erklären, warum der Tölpel von Doktor gerade in diesem Fall mit seiner Behandlung völlig daneben liegt.

Selbstverständlich ist der WAU bei uns Ärzten sehr beliebt. So beliebt, dass ich nicht umhin kann, einen davon hier zu Worte kommen zu lassen. Es ist mein Patient Kurt.

Viel Vergnügen!

„Schönen guten Tag, Sie alle hier!

Ich bin der Kurt. Kurt Braumeister. Aber Sie können ruhig Kurte zu mir sagen. Wollen Sie etwa auch alle zum Doktor rein? Das kann ja heute wieder dauern.

Na ja, bei mir geht es schnell. Ich habe ja meine Diagnose schon selbst gestellt: Angina.

Ich habe nämlich seit drei Tagen Halsschmerzen. Heute habe ich mich nun mit einem Löffel vor den Spiegel gestellt und mir selbst in den Hals geguckt, und was sehe ich? Eindeutig: Angina! Vielleicht sogar Angina pectoris! Da wird der Doktor wieder staunen, wenn ich alles schon vorher weiß! Ich bin zwar nicht Abitur, und ich habe auch nicht ‚auf Medizin‘ studiert, aber mit Krankheiten kenne ich mich aus.

Beim Husten zum Beispiel, da müssen Sie auf den Auswurf achten. Was Auswurf ist? Hmm, wie soll ich das erklären?

Sie wissen doch sicher alle, was ein Einwurf ist, also beim Fußball. Bevor der Spieler nun den Einwurf ausführt, sieht man meist im Fernsehen, wie er vorher auf den Rasen rotzt. Etwa so. Sehen Sie, und das ist dann der Auswurf.

Genau das will der Doktor immer wissen, wie der Auswurf aussieht. Also rot oder gelb oder grün …

Ich meine, Sie dürfen natürlich nicht extra auf den Rasen
rotzen. Das verfälscht die Farbe. Aber auf so was legen die
Doktors Wert drauf. Daran erkennen Sie übrigens auch die
Ärzte auf der Straße, also wenn sie keinen weißen Kittel anhaben. Wenn die sich die Nase putzen, dann schauen sie sich
nachher minutenlang an, was sie da in ihr Taschentuch ausge-
worfen haben.

Sehen Sie, und deswegen erkläre ich dem Doktor immer
ganz genau, wie mein Auswurf aussieht. Also zäh oder brö -
ckelig oder schleimig ausziehbar bis auf zehn Zentimeter …

Der Typ sieht dann immer ganz blass aus. Fast grün im
Gesicht. Beinahe wie mein Auswurf. Und dann öffnet er
gleich das Fenster.

Aber sagen Sie, finden Sie nicht auch, dass der Doktor
immer griesgrämiger wird?

Dabei müsste er sich doch freuen, wenn ich komme und
sage: ‚Hi Doc, ich will Sie gar nicht groß belästigen. Ich will
nur das Rezept für meine Massagen abholen, das Vierteljahr
ist um.' Und stellen Sie sich vor, neulich hat er mir überhaupt
keine Massagen verschrieben. Hat was vom ‚Sparen' gefaselt
und von ‚Solidarprinzip'.

Soll heißen, dass die jungen Gesunden jetzt für die Alten
zahlen, und wenn ich dann mal alt bin, zahlen die Jungen für
mich. Aber wer weiß? Wenn ich meine Massagen nicht regel-
mäßig bekomme, dann werde ich ja vielleicht gar nicht so alt.
Vielleicht sterbe ich ja bald an so einer neuen Krankheit, die
aus dem Osten eingeschleppt wird, zum Beispiel an ‚Herpez-
Oster' oder an ‚Ost-heoporose'.

Nein, der Doktor wird immer seltsamer! Früher, wenn
ich kam, da rief er schon von weitem: ‹Na Kurte, wie geht's
uns denn heute?!'

Da wusste ich: Der versteht mich. Der kann mitfühlen.
Heute dagegen: ‚Was woll'n Sie denn schon wieder hier??'

Und alt ist der Doktor geworden! Wenn es wirklich ein Leben nach dem Tode gibt, dann wird der Doktor ein Wischmopp! Der sieht doch jetzt schon aus ‚Wi-Leda!'

Schuld daran sind jedenfalls nur die Politiker. Die haben nämlich unserem Doktor so ein Budget verpasst, dass er nicht mal mehr Massagen aufschreiben kann. Sogar den Totenschein muss man jetzt schon selbst bezahlen. Daher auch der Name: Schein-tot.

Aber die Politiker, die juckt das ja alles nicht – und besonders die Grünen! Wenn die sterben, die lassen sich doch kompostieren. Sie beißen sozusagen das letzte Mal ins Gras.

Ach, und unsere Gesundheitsministerin, die hat ja von Medizin überhaupt keine Ahnung. Wenn die unserem Doktor beim Abhorchen zuguckt, dann denkt die doch, der telefoniert mit den Bakterien!

Das ist ja auch kein Wunder. Schließlich hat sie ja nicht ‚Gesundheitsministerin' gelernt. Nein, die ist Lehrerin. Aber ich kann mir schon denken, warum sie nicht mehr Lehrerin sein wollte. Weil sie in der Hofpause mit den Kindern immer Verstecken spielen musste. Das Problem dabei war: Es hat einfach niemand nach ihr gesucht …

Herr Gott, wie lange dauert denn das hier noch? Wissen Sie was, ich pfeife heute auf den Doktor! Ich gehe jetzt nach Hause und sterbe eines natürlichen Todes.

Tschüs, Kranke!"

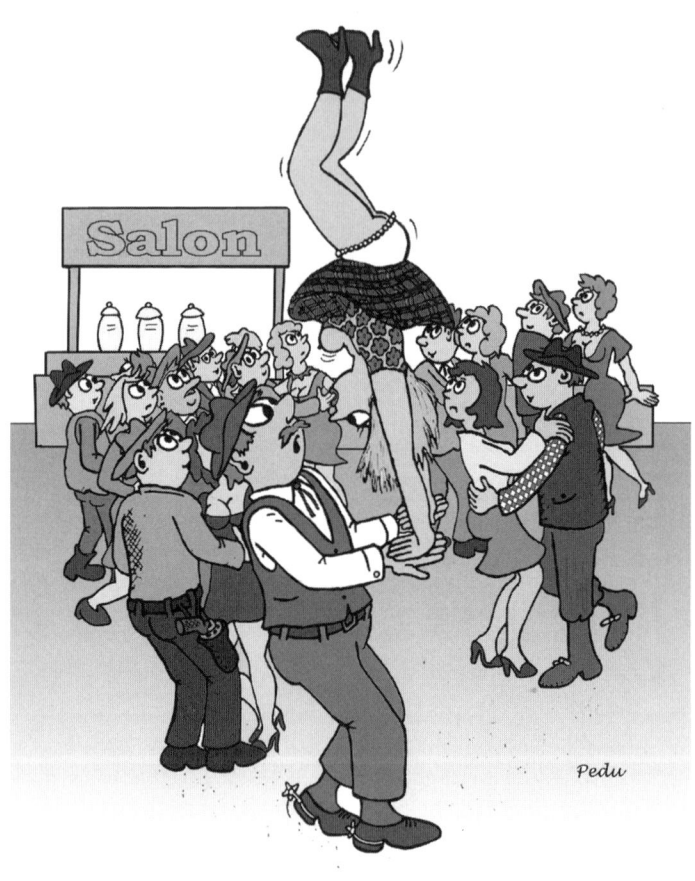

„Ich habe das Gefühl, uns starren alle an!"
„Ich habe es dir ja gleich gesagt: Zu den Cowboys gehörten
die Rothäute und nicht die roten Socken!"

Mehr Bewegung für alle –
Tanzen und betanzt werden

Es gibt aber eine Bewegungsform, die auch Dicke ausleben können. Richtig, die Rede ist vom Tanzen.

Das Tanzen gehört bei mir schon seit ich denken kann zu meinem Alltag. Es wurde mir förmlich mit in die Wiege gelegt. Schon bei meiner Geburt soll die Hebamme gemault haben: „Na, das war ja ein rechter Eiertanz, dieses dicke Ding auf die Welt zu bringen!"

EierTANZ – dieses Wort ging meiner Mutter nicht mehr aus dem Kopf. Sie glaubte fortan, ein Tanz-Talent in mir erkannt zu haben, das es zu wecken und nach Kräften zu fördern galt. Um die Aufnahme an der Dresdner Palucca-Schule kam ich damals nur herum, weil ich die sogenannten Palucca-Hosen nicht über meinen Bauch kriegte. Das sind diese berühmten Balletthosen mit dem eingenähten Eierbecher.

Aber Mutter hörte nicht auf, an meine Fähigkeiten zu glauben. Sie begann, mich regelrecht zu managen und als tanzendes Wunderkind zu vermarkten.

Bald wurde ich für verschiedene Anlässe gewissermaßen tanzvermietet, was damals sogar UNICEF auf den Plan gerufen haben soll. So trat ich als „Artur der Engel" bei diversen Schuleinführungen auf, ein anderes Mal als strumpfbehoster Minipolizist anlässlich des zwanzigjährigen Dienstjubiläums unseres Wohngebietsvolkspolizisten (damals nannte man das „Abschnittsbevollmächtigter") oder in meiner Paraderolle als „Moppi – Der Tanzbär".

Als Kind jedenfalls hasste ich das Tanzen, bis ich heftig begann zu pubertieren.

Ab sofort bekam das Tanzen für mich einen völlig neuen Sinn. Es diente mir zur Erlangung sexueller Vorteile beim anderen Geschlecht.

Bald war ich in jeder Diskothek zu Hause. Meine Spezialität war dabei stets ein Titel der Gruppe City namens „Am Fenster". Bei diesem Song gab es die Besonderheit, dass sich die Tanzpartner gegenseitig Huckepack nehmen mussten. In dieser Haltung wurde dann zu einem nicht enden wollenden Geigensolo unter ständigem Drehen des unteren Tanzpartners der sinnentleerte Text „Lei lei lei lei, lei lei lei lei lei" abgesungen. Erst nach circa sechs Minuten, wenn Sänger Toni Krahl zur markanten Textstelle „Wow, na na na na …" überging, keimte langsam Hoffnung auf ein Ende des Martyriums auf.

Ehrlich, mir taten die Mädchen leid, die mich bei diesem Titel auf den Schultern trugen! Dafür ließ ich mir dann bei Queens „We will rock you" freiwillig von ihnen die Füße platt klopfen.

Später als Student sah ich dann das erste Mal ein Paar leidenschaftlich Tango tanzen. Das sah richtig gut aus! Aber ich fragte mich die ganze Zeit: Klasse! Aber warum machen die beiden das, was die da machen, im Stehen?

Schließlich war das Studium vorbei, und ich wurde geheiratet.

Nun dachte ich längere Zeit, ich könne tanzen. Etwas Disco-Fox und Wiener Walzer … Kurz, ich konnte auf jedem Tanzboden jede Frau befriedigen.

Jede, außer meine eigene. Die quengelte monatelang: „Lass uns einen Tanzkurs machen!" Schließlich hatte sie es satt und schenkte mir einen Tanzkurs zum Geburtstag.

Oh, wie ich mich freute! Endlich mal kein Zehnerpack Arztsocken – einen Tanzkurs!

Während ich noch jauchzte und frohlockte, ging es auch schon los. Grundkurs, Fortgeschrittenenkurs, Bronze … komisch, es machte Spaß. Und hungrig. Und süchtig!

Heute tanzen wir zwei bis drei Mal pro Woche, und ich kann sagen, ich habe dabei eine Menge gelernt. Allgemein viel über die Psychologie des paarigen Tanzens und im Besonderen über mich als tanzenden Mann. Folgende

VIER GOLDENE REGELN DES PAARIGEN TANZENS

habe ich dabei gefunden:

1. Wenn der Mann sich vertanzt, ist er schuld und ein Trottel.

2. Wenn die Frau sich vertanzt, hat der Mann eben nicht richtig geführt und ist also schuld und ein Trottel.

3. Wenn die Frau sich laufend vertanzt, weil sie die Schritte einfach noch nicht kann, fängt sie an, an der Haltung des Mannes herumzunörgeln, um von ihrem eigenen kleinen Unvermögen abzulenken, denn sie ist weder schuld noch eine Trottel.

4. Die Frau hat das Recht, mitten im Tanz zu verweigern, also zu scheuen, wie ein junges Pferd vor dem Hindernis und den Tanz einseitig zu beenden. Der Mann hat dieses Recht nicht, denn er ist das Hindernis, und zudem noch schuld und ein Trottel.

Liebe Männer: Wenn ihr diese vier Regeln akzeptieren könnt, werdet ihr viel Spaß an dieser Bewegungsform haben. Ihr tut etwas mit eurer geliebten Partnerin gemeinsam, habt viel seltener „Bandscheibe" und schult Körper und Geist.

Liebe Frauen: Seid nicht so streng zu eurem Partner. Schließlich habt ihr ihm das alles eingebrockt. Und auch ein Trottel hat Anspruch auf die Einhaltung simpelster Grundsätze der UN-Menschenrechtscharta.

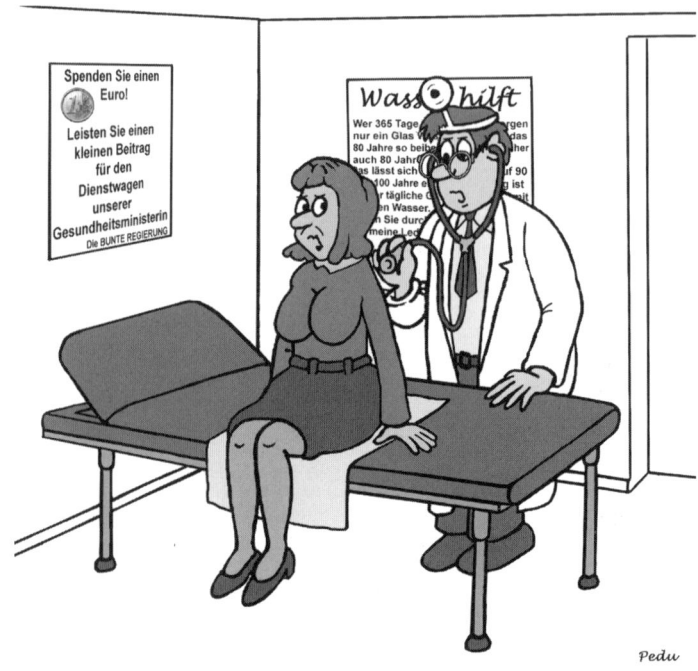

„Vor 20 Jahren musste ich mich zum Abhören
noch frei machen!"
„Ja, ja, Frau Brakwitz, meine Augen haben
auch nachgelassen."

Legales Abhören – Nun machen'se sich mal frei!

Wenn die Hauptaufgabe eines Hausarztes in der *verbalen Kommunikation* besteht (miteinander reden und zuhören), so ist die zweitwichtigste Aufgabe unbedingt die der *nonverbalen Kommunikation*, sprich: die körperliche Untersuchung des Patienten.

Dafür hat man als Allgemeinmediziner im Grunde genommen nur seine fünf Sinne zur Verfügung. Na gut, auch einige Geräte, wie wir noch sehen werden. Aber bei achtzig Prozent der Patienten eben primär erst mal die Sinne. So ist die Allgemeinmedizin also eine sinnliche Medizin.

Nun berichten mir aber zunehmend häufig Patienten, die irgendwo in Deutschland im Urlaub waren und dort einen Arzt aufsuchen mussten, dass dieser Doktor sie gar nicht richtig untersucht hätte. Oder anders ausgedrückt: Als der Husten überhaupt nicht besser werden wollte, griff der Doktor zum Äußersten und hörte den Patienten ab …

Ehrlich gesagt: An diesem Punkt verstehe ich meine lieben Kollegen nicht mehr so richtig. Wenn ich beim ersten und vielleicht einzigen Arzt-Patienten-Kontakt nur meine fünf Sinne zur Verfügung habe und nutze sie nicht – wie will ich denn dann die Diagnose stellen? Wie den Kranken richtig behandeln?

Gerade das Abhören genießt bei den Menschen allerhöchsten Respekt. Viele erwarten geradezu die Aufforderung „Nun machen'se Sich mal frei!", wenn sie zum Arzt kommen. Denn das Abhören dient ja nicht nur der Suche nach den Ursachen eines Symptoms wie zum Beispiel des Hustens. Es signalisiert dem Patienten auch nonverbal: Hier horcht jemand in dich hinein. Hier kümmert sich jemand wirklich um dich.

Wenn man als Arzt das Abhören ernst nimmt und nicht dabei konzentriert die Augen schließt, sondern den Patienten in selbigen behält, kann man wirklich wundervolle Sachen beobachten. Auf diese Art habe ich tatsächlich mehrere verschiedene Abhörtypen entdeckt. Und die sind auch noch geschlechtsabhängig verschieden.

Da haben wir einerseits die Frauen.

Vorweg folgendes: Bei mir braucht sich Frau beim Abhören meist nicht komplett oben herum freimachen. Gut, manchmal muss ich wirklich an bestimmte Regionen wie die Herzspitze heran. Aber im Allgemeinen, insbesondere beim Abhören der Lunge, kann die Frau den BH ruhig umbehalten. Muss ich wirklich mal in Höhe des sechsten Rippenbogens horchen, kann ich den schmalen BH – Bügel auch mal etwas hochschieben. Also zumindest bei den jüngeren Frauen … Bei den Älteren reicht der schmale BH-Bügel doch oftmals von der dritten bis zur siebten Rippe und man brauchte manchmal ein Stemmeisen, um ihn wegzudrücken Aber irgendwie kommt man schon zurecht.

Nun habe ich also bei den Frauen drei verschiedene Abhörtypen entdeckt:

Der freudig-hingebungsvolle Typ.

Diese Mädels wollen unbedingt abgehört werden. Für sie gehört das zu jedem Arztbesuch dazu, auch wenn vielleicht eine gänzlich andere Körperregion erkrankt ist, zum Beispiel das Sprunggelenk. Man erkennt diese Frauen daran, dass sie sich schon das T-Shirt vom Leibe reißen, kaum dass sich die Sprechzimmertür hinter ihnen geschlossen hat. Oder die Älteren dieses Typs beginnen bereits im Wartezimmer damit, die ersten zwanzig Knöpfe ihrer Bluse zu lösen.

Die Ursache dieses Verhaltens vermute ich in der Vergangenheit der Patientinnen. Wahrscheinlich hatten sie als Kinder selbst einen Arztbaukasten und haben sich mit ihren Freundinnen gegenseitig abgehört. Seitdem gehört das Abhorchen für sie untrennbar zum Arztbesuch dazu.

Der faule oder pseudokeusche Typ.
Diese Frauen wollen auch abgehört werden. Aber sie sind nicht bereit, dafür auch nur ein Quäntchen Eigenleistung zu erbringen. Wenn sie ihr Shirt oder ihre Bluse zum Abhören auch nur um einen Winkel von zehn Grad vom Körper abhalten, so dass man als Doktor mit seinem Stethoskop irgendwie darunter fahren kann, ist das schon viel. Woher das kommt, weiß ich nicht. Auffallend oft aber arbeiten diese Mädels als Bauingenieure oder Bauleiter. Wer weiß, was sie sich tagtäglich für An-Pfiffe gefallen lassen müssen.

Der weibliche Seitenwackler.
Diese Frauen zeigen beim Abhören der Lunge ein seltsames Phänomen. Sobald man den Stethoskopkopf auf den hinteren Brustkorb auflegt, fängt ihr Oberkörper an, sich schlangenartig hin und her zu bewegen. Sie merken das auch gar nicht. Es geschieht unbewusst. Irgendwie scheint es aus ihrem tiefsten Inneren kommen. So eine Art Bauchtänzer-Gen, Jahrtausende alt. Aus einer Zeit, als man noch um sie würfeln konnte …

Auch bei den Männern gibt es verschieden Abhörtypen.
Der extrem willige Tiefatmer.
Dieser Patient beherzigt auch in seinem 64. Lebensjahr noch, was Mutter ihm früher im Schweiße ihrer Wechseljahre eingetrichtert hatte: „Du musst beim Onkel Doktor tiiiiieeeef atmen, damit der Onkel Doktor was hööööört!!"

Ja, beim Abhören der Lunge mag das ja stimmen, aber am Herzen hört der Onkel Doktor so gaaar nichts!

Diesem Typ Mann muss man dann schon mal sagen: „So. Jetzt bitte mal nicht atmen!"

Man darf aber keinesfalls vergessen, ihm zu sagen: „Jetzt bitte weiteratmen!"

Sonst hat man sich wenige Augenblicke später seinen eigenen Notfall geschaffen …

Der extrem unwillige Nichtatmer.

Dieser Typ macht einfach nicht mit. Er steht beim Abhören der Lunge mit freiem Oberkörper da und glotzt nur in der Gegend herum. Aber er atmet nicht, jedenfalls nicht tief. Wahrscheinlich, weil er was zu verbergen hat. Vielleicht hat er Knoblauch gegessen oder trotz ärztlichen Verbotes geraucht. Oder er ist einfach zu dämlich zu atmen und die Natur hat vergessen, so etwas auszulesen. Oder er hat nur *beginnenden* Husten, vom Meister geschickt …

Der Typ „Älterer DDR-Mann"

Herrlich ist diese Sorte Mann. Wenn man zu einem solchen sagt: „Ziehen Sie mal Ihr Hemd aus, ich möchte Sie abhorchen", dann fragt der meist: „Das Turnhemd auch?"

Dann grinse ich schon manchmal still in mich hinein und frage mich: 'Wann mag dieser alter Zausel wohl das letzte Mal geturnt haben …?'

Auch hat er anstatt einer Unterhose immer die Turnhose an – eine, wie er sie seit seiner Jugend trägt, so eine weinrote oder FDJ-blaue, mit Arschtasche …

Mit Sicherheit hat so einer zu Hause auch noch eine Dreiecksbadehose im Schrank. Das war so eine Art Bade-Tanga für Männer. Sehr sexy. Hat sich aber leider nicht durchgesetzt.

Zusammenfassend rufe ich allen meinen Kollegen zu:

Es gibt noch so viel Wunderbares zu entdecken! Hört also zu und ab – wenigstens ab und zu! Dann tut ihr viel Gutes.

(lang anhaltender Beifall)

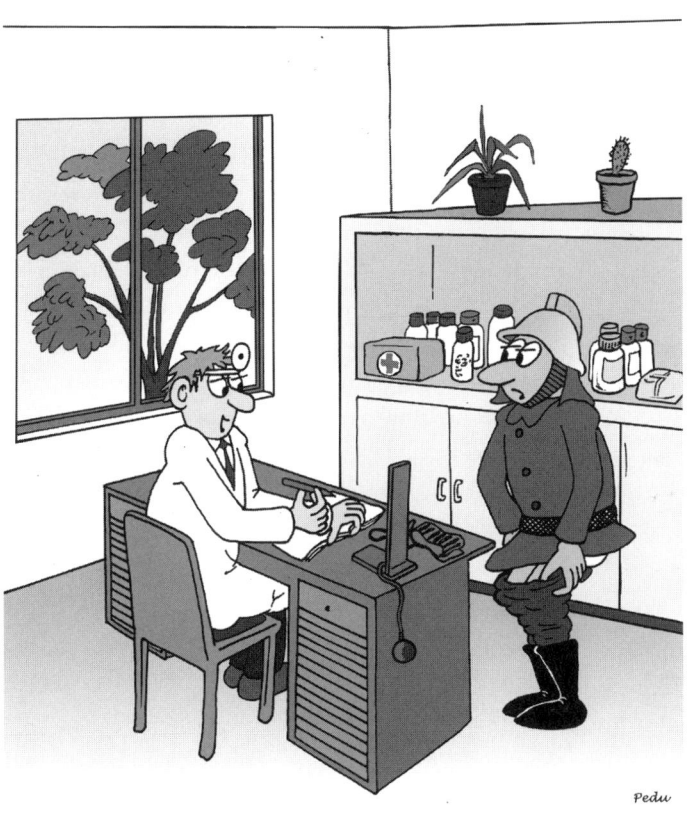

Pedu

„Probleme beim Wasserlassen?"
„Gott verhüt's, ich bin der Maschinist!"

Der Hausarzt und sein Gerät – praktische Technik

Natürlich kommt kein Allgemeinmediziner ohne ein Mindestmaß an Technik aus.

Erstens muss er schon aus Notfallgründen ein EKG vorhalten, zweitens erwarten das die Leute in Mitteleuropa von ihrem Arzt. Dabei werden die verschiedenen Geräte aber sehr unterschiedlich von den Patienten geschätzt und geachtet.

Höchstes Ansehen genießt das *EKG*. Sehr oft höre ich vom Patienten den Satz: „Können wir nicht mal wieder ein EKG machen? Das letzte ist doch schon drei Wochen her …"

„Was erwarten Sie sich davon?", möchte ich sie manchmal fragen. Weder gibt es neue Beschwerden noch hinzugekommene Geräusche beim Abhören.

Oder die Patienten kommen und sagen: „Ich möchte mal wieder so richtig durchgecheckt werden. Meine Kasse hat mich extra angeschrieben deswegen …"

Wenn ich ihnen dann mitteilen muss, dass so ein „Check up" neben der körperlichen Untersuchung aus genau *zwei* Laborwerten, einer Urinprobe und eben *keinem* EKG besteht, ernte ich meist unbändiges Staunen. Tja, die Krankenkassen verkaufen ihren Versicherten offensichtlich „gebratenes Eis am Stiel". Wer mehr will, muss entweder schon krank sein oder selbst zahlen.

Auch erwarten einige Menschen vom EKG Unglaubliches. Wie viele meiner Kollegen hörte auch ich schon den Ausspruch: „Herr Doktor, nun haben wir schon drei mal EKG gemacht, und es hat nicht geholfen."

Deshalb hier einmal in verdichteter Form eine Beschreibung dieses kurvigen Instruments:

Das EKG

Das EKG beschreibt in Bändern
was sowieso nicht ist zu ändern.

Es sei denn, man isst Arzeneien
und hofft, dass sie von Wirkung seien,
weil sich die Kurve krankhaft windet.
Auf dass der Spuk ein Ende findet!

Wird diese Kurve einmal grade
und geht in eine Linie über,
dann ist's um den Patienten schade -
oder das Gerät hinüber.

Natürlich wissen die aufgeklärten Patienten, dass man aus einem EKG noch viel mehr herausholen kann, nämlich als Belastungs- oder als Langzeit-EKG.

Schmunzeln lässt mich aber, wenn sie vom Kardiologen zurückkommen und fragen, ob die Auswertung ihrer „Fahrrad-Manometrie" oder ihres „Zeitlang-EKGs" schon da ist. Wenn diese Befunde dann auch noch gut ausgefallen sind, hatten wir gemeinsam eine schöne Sprechstunde.

Apopros Befunde besprechen; ein ganz wichtiges Gerät in einer allgemeinmedizinischen Praxis ist der *Röntgenbildbetrachter*. Besonders für die älteren Patienten, die mit Wehmut an ihren ersten Schwarzweißfernseher zurückdenken. Denn damals waren sie noch jung und gesund, und Vater lebte noch. Köstlich, wenn diese älteren Herrschaften vom Radiologen kommen und sagen: „Ich habe Ihnen mal meine ‚Röntgenplatten' mitgebracht."

Vor meinem geistigen Auge entsteht dann immer das Bild von einem Transporter, aus dem zwei kräftige Kerle im Blaumann ein paar riesige Bleiplatten hereinschleppen.

Jüngere Patienten dagegen pfeffern einem aus dem Handgelenk heraus eine CD-Rom auf den Schreibtisch, auf die sie möglicherweise gleich noch zweihundert Vergleichsbilder aus dem Internet gebrannt haben. Manchmal bin ich ein Schelm und frage sie mit ernster Miene, wie ich die Scheibe in den Röntgenbildbetrachter kriegen soll. Es fehlt der Schlitz …

Ziemlich unbeliebt bei den Patienten ist das Gerät zur *Lungenfunktionsmessung*.

Das kann man auch verstehen: Wer bläst schon gern, mit einer Nasenklammer auf dem Zinken, in ein viel zu großen Rohr, nur um danach gesagt zu bekommen, dass er jetzt endgültig aufhören soll zu rauchen?

Und dabei wird er noch angefeuert von einer schreienden und stöhnenden Arzthelferin! Was sollen die Leute denken, die sich draußen vor dem offenen Fenster versammelt haben und angewidert tuscheln? Da vergeht einem ja die Zigarette danach!

Therapeutisch nutzen wir sehr gern die *Mikrowelle*. Die Ankündigung dessen erzeugt beim praxisneuen Patienten meist schreckgeweitete Augen. Wahrscheinlich stellt es sich so ein Nasennebenhöhlenkranker sofort bildlich vor, wie er seinen Kopf in das enge Küchengerät hineinzwängen soll. Oder der Halswirbelsäulenblockierte seinen nackten Nacken …

Hier muss der geduldige Hausarzt den Unterschied dieses physiotherapeutischen Gerätes zum „Pizzaerhitza" erklären. Wenigstens was die verwendeten Temperaturen angeht.

Deswegen haben Orthopäden so ein Gerät selten in ihrer Praxis. Weil sie dann mit dem Patienten reden müssten …

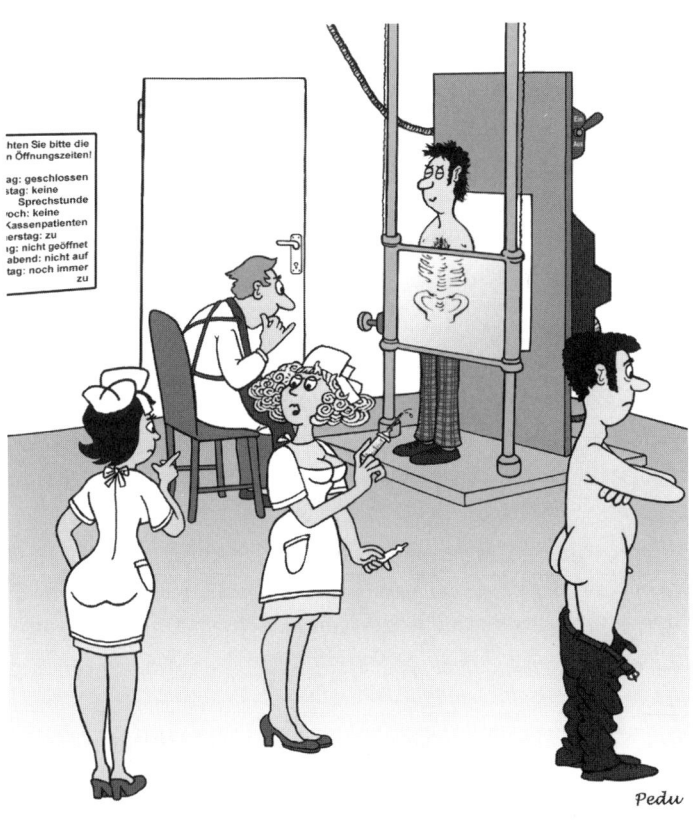

„Röntgenstrahlung??? Der Apparat ist doch nur ein von der Kasse bezahltes Placebo wie dieses Tetanusserum hier!"

Bei Arzt und Patient sehr beliebt –
Außensprechstunde

Wenn man als Arzt seine schützende Praxis verlässt, zum Beispiel um Hausbesuche oder Feierabend zu machen, sich also ins brodelnde, infektiöse Leben stürzt, bleibt man doch immer eine öffentliche Person. Das heißt, man wird ununterbrochen gegrüßt und muss ebenso ununterbrochen zurückgrüßen.

Das wäre auch alles überhaupt kein Problem, wenn mich die Natur mit einem entsprechenden Personengedächtnis ausgestattet hätte. Hat sie aber nicht. Deshalb grüße ich zu neunzig Prozent, irgendwo ins Blaue hinein, Personen, die ich wahrscheinlich kennen müsste, deren Anblick mir aber in diesem Moment wenig sagt.

Ich habe es auch aufgegeben, mir nachher darüber den Kopf zu zerbrechen - im Gegensatz zu meiner Frau. Die hatte sich den letzten Urlaub damit verdorben, ununterbrochen darüber nachzudenken, wer die freundliche Brünette war, die sie beim Hinflug nach Andalusien gegrüßt hatte. Bis sie dann drei Wochen später unserer Postfrau gegenüber stand …

Ich hatte schon vor Jahren begonnen, für mich (in Anlehnung an die moderne Ufologie) mehrere Kategorien aufzustellen, um die „UPK's", also „Unbekannte Patienten-Kontakte", wissenschaftlich zu erfassen und zu katalogisieren. Wer weiß, wofür es mal gut ist …

Begegnungen der ersten Art sind grüßende Personen, die ich aber nicht einordnen kann. Ich grüße dann zurück, weiß aber nicht: wen und warum.

Den *Begegnungen der zweiten Art* teile ich all die Leute zu, die mich grüßen und von denen ich glaube, dass ich sie kennen müsste, oder die ich tatsächlich erkenne. Es bleibt aber beim Grüßen.

Begegnungen der dritten Art schließlich sind Menschen, die sich leider nicht an die stille Übereinkunft halten, höflich zu grüßen und dann ihrer Wege zu gehen. Nein, sie kommen schnurstracks auf mich zu und nutzen die Gelegenheit zu einer Art unangemeldeter Außensprechstunde. Dies klingt dann in etwa so: „Ach, guten Tag, Herr Doktor. Schön, dass ich Sie treffe, ich müsste mal wieder in Ihre Praxis kommen, meine Werte überprüfen lassen."

„Was haben Sie denn für ein Problem?"

„Ja, das wissen Sie doch. Dasselbe wie vor einem Jahr. Wie sind eigentlich meine Werte damals ausgefallen? Ich hatte nämlich danach keine Zeit mehr, vorbeizukommen. Es ging mir ja auch wieder besser …"

So, da geht dieser Mensch also stillschweigend davon aus, dass ich erstens weiß, wer er ist, zweitens seine Beschwerden von vor einem Jahr kenne und drittens seine damaligen Werte im Kopf habe, die er einfach nur zu faul war, zu erfragen.

Da mein schlechtes Personengedächtnis und mein Ruf als zerstreuter Professor sowieso zementiert sind und ich mich nun doch eine Winzigkeit ärgere, frage ich ihn ungeniert nach seinem Namen.

„Meier", sagt er.

Ich schaue jetzt wohl etwas genervt drein, da ich etwa fünfundvierzig Meiers in meiner Kartei habe.

„Mit Ypsilon", hilft er mir aus der Klemme.

Ich bin ihm sehr dankbar für diesen Hinweis. So kann ich spielend schon mal 25 Meiers und Maiers ausschließen.

„Wie sind denn nun die Werte damals ausgefallen?", drängelt er wieder.

WERTE … Ich habe immer wieder die Erfahrung gemacht, dass man als gestresster Arzt ruhig mal einen Namen vergessen darf, aber niemals die WERTE. Das nehmen einem die Leute wirklich übel, denn dafür haben sie gelitten, geblutet oder andere Körperausscheidungen spendiert. Die WERTE sind das Allerwichtigste für sie.

„Indifferent", sage ich, „Die Werte waren indifferent. Na dann, bis bald." Weg bin ich. Zugegeben, ich habe das irrlichternde Flackern in seinen Augen bemerkt.

„Indifferent" – was soll das heißen? Nun, ich weiß es auch nicht. Wörtlich heißt es: „nicht unterschiedlich". Es kann also alles und nichts bedeuten. Aber es klingt saugut und sehr kompetent und verschaffte mir einen exzellenten Abgang. Soll er ruhig ein bisschen grübeln, der faule Sack!

Ein anderes Beispiel für eine Begegnung der dritten Art trug sich nur wenige Tage später zu: „Guten Tag, Doktor! Sagen Sie mal, mir schläft nachts immer der ganze Kopf ein. Was kann denn das sein?"

,Müdigkeit wahrscheinlich', dachte ich mürrisch, denn jetzt hatte ich vergessen, was ich meiner Frau aus der Drogerie mitbringen sollte. Aber dann sagte mir eine innere Stimme: „Junge (die Stimme nennt mich immer ,Junge', wie meine Mutter), verprelle deine Patienten nicht, du Idiot! Schließlich lebst du von ihnen. Oder glaubst du etwa, dass ausgerechnet dieser Kerl dein Buch hier kauft, um damit deinen Lebensunterhalt zu sichern ?"

Okay, sie hatte Recht, die mütterliche Stimme der Vernunft.

Also brummte ich: „Das kann ich so nicht sagen. Kommen Sie doch mal in die Praxis, dort kann ich Sie untersuchen. Und bringen Sie ihren Kopf mit! Ha, ha, ha …"

Ein bisschen Spaß muss sein, liebe Stimme!

Ein Beispiel für eine besondere UPK der dritten Art erlebte ich bei einem Restaurantbesuch.

Ich saß mit meiner Frau beim Griechen zum Abendessen. So etwas gönnen wir uns nicht allzu oft, weil wir dann zwei volle Tage nach Knoblauch riechen, was mich persönlich aber nicht besonders stört. Dann kann ich in der Praxis endlich mal zurückstinken, wenn morgens all die pseudovitalen, gesundheitsbewussten Rentner kommen. Denen ist es nämlich völlig egal, ob ihr Odem dem anderen Publikum der Arztpraxis (einschließlich Doktor) missfällt. Hauptsache, es merkt jeder, warum sie so alt geworden sind und bewundert sie gebührend dafür. Allerdings wurden sie dadurch auch verdammt einsam.

Wir hatten gerade angefangen zu essen, da kam ein kränklich aussehender Mann an unseren Tisch. Ich überlegte noch, wer das sein konnte, da sprach er mit ziemlich feuchtem Akzent: „Herr Doktor, ich habe seit zwei Monaten fünf Mal am Tag wässrigen Stuhlgang, also sehr dünn. An manchen Tagen sogar bis zehn Mal. Was kann denn das sein?"

Klasse! Wir hatten soeben noch richtigen Kohldampf, meine Frau und ich. Die „Mykonos-Platte für zwei" war bestellt, der Salat schon im Kommen.

In so einer Situation stellt sich nun die Frage: Siegt der Hunger? Dann ist die Antwort klar: „Was das sein kann? Höchst unappetitlich ist das, mein Herr. Können wir jetzt essen?"

Oder man hat keinen richtigen Hunger und ist nur seiner Frau und dem Griechen zuliebe hier, was sehr unwahrscheinlich ist. Dann bestellt man das Essen ab und dem Mann einen Kräuter. Und trinkt vor dem Gehen selbst noch einen doppelten Schnaps auf Kosten des Hauses. Das ist beim Griechen so Uso!

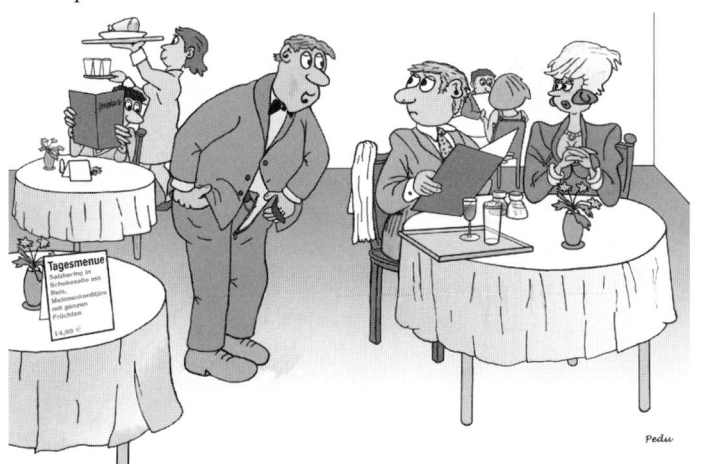

„Wenn'se schon mal hier sind, könnten Sie mal einen Blick auf meine Hämorrhoiden werfen, Herr Doktor?"

Der interessante Fall: Auto krank, alle krank?

Es war bereits das vierte Mal in diesem Jahr, dass mein Auto seltsame Geräusche von sich gab und nicht mehr so beschleunigte, wie ich das von ihm gewohnt war. Und zum vierten Mal schleppten wir beide uns in die Werkstatt – mein armes Auto und ich.

Dort angekommen, klappte der Meister die Motorhaube hoch und sagte nur: „Oh!"

Beim ersten Mal hatte mir diese kleine Silbe noch das Blut in den Adern gefrieren lassen, denn sie deutete an, dass ich wahrscheinlich das ganze Jahr nur für die Reparatur meines Vehikels gearbeitet hatte.

Jetzt, beim vierten Mal, regte mich das nicht mehr auf.

Von einem Bekannten, der auch in der Automobilbranche tätig ist, weiß ich, dass es ein Ritual gibt, welches über Generationen hinweg vom Meister an den Lehrling weitergegeben wird. Die Handlungsanweisung für den Ritus klingt in etwa so:

„Kommt der Kunde mit seinem kaputten Wagen in die Werkstatt, klappe die Motorhaube hoch und sage, möglichst erstaunt, aber deutlich: ‚Oh!'

Der Kunde weiß dann: Du siehst das Übel auf den ersten Blick, und es wird nicht billig!

Hat der Besitzer des Autos aber zuvor eine oder mehrere Durchsichten verschlampt, dann sage auf gleiche Art, jedoch mit leicht entsetztem Unterton: ‚Großer Gott!'

Dann rechnet der Kunde mit dem Schlimmsten und schimpft auch nicht, wenn die Rechnung exorbitant hoch ausfällt."

Als der Meister nun bei mir beobachtete, dass das „Oh!" seine Wirkung nicht mehr voll entfaltete, zog er einen Schraubenzieher hervor und begann, damit an den Innereien meines Wagens herumzukratzen. Dabei murmelte er mit teils sorgenvoller, teils verächtlicher Miene Wortfetzen wie „durchgerostete Querstreben" oder „läuft nur auf einem Topp …" usw.

Es stellte sich für ihn ganz klar heraus, dass mein Auto im dritten Lebensjahr, pünktlich nach dem Ablaufen der zweijährigen Garantie, auf Schrottniveau abzusinken drohte oder in den teuren Reparaturhimmel aufstieg, ganz wie ich wollte. Mich tröstete das wenig.

Drei Tage später kam dann die horrende Rechnung. Ich unterdrückte ein Schluchzen und fasste mich schnell wieder. Der Meister hatte mich wohl doch ganz gut auf eine höhere Summe vorbereitet. Und meine dreijährige Rostlaube rollte wieder. Nur das zählte.

Zwei Monate später wollte es der Zufall, dass gerade mein Autowerkstattbesitzer einen Arzt brauchte – nämlich mich. Er klagte über Rückenschmerzen und Sodbrennen. Auch wollten die Beine nicht mehr so, wie er wollte.

Ich sagte den obligatorischen Satz: „Nun machen'se sich mal frei!"

Als er dann nur noch in Unterhose vor mir stand, sagte ich nur ein Wort: „Oh!"

Nicht, dass mich Rachegelüste trieben. Aber ohne seinen Blaumann mit dem imposanten Schraubenzieher in der Brusttasche sah er regelrecht jämmerlich aus: Schmerbauch, dünne Beinchen und motoröliges Brusthaar.

Ich untersuchte ihn und verkniff mir ein „Ach du heiliger Bimbam" als ich seine vergrößerte Leber tastete. Der Magen war deutlich druckschmerzhaft, die Wirbelsäule verbogen und verspannt und der Blutdruck hatte auch schon bessere Zeiten gesehen. Ich veranlasste eine Blutentnahme und ein EKG und schickte ihn zum Röntgen.

Am nächsten Tag entwichen mir beim Betrachten der Befunde ganz aus Versehen Wortfetzen wie „völlig abgenutzte Wirbelsäule" oder „Herz läuft nur auf einem Topp …"usw.

Es stellte sich für mich ganz klar heraus, dass sein Körper im 50. Lebensjahr bereits auf Schrottniveau abgesunken war oder in den teuren Therapiehimmel aufstieg, ganz wie er und die zuständige Krankenkasse wollte. Ihn tröstete das wenig.

Leider bekam er nach drei Tagen von mir *keine* horrende Rechnung.

Erstens weil ich ihm keine teuren Ersatzteile einbauen konnte und zweitens, weil die Rechnungssummen eines Allgemeinmediziners deutlich geringer ausfallen als die Rechnung einer Autowerkstatt. Also unterdrückte ich ein Schluchzen und fasste mich schnell wieder. Mit mehr hatte ich nicht gerechnet.

Mein Autoschlosser war nun wieder richtig mobil. Er holte stets pünktlich zum Quartalsbeginn sein Rezept ab oder schickte seinen Lehrling. Bis dieser Lehrling eines Tages sehr lange wegblieb. Der Meister suchte ihn überall.

Schließlich auch bei sich zu Hause.

Als er ins Schlafzimmer kam, sagte die Meisterin nur: „Oh!"

Und das Ende vom Lied: Mein Auto gibt's noch …

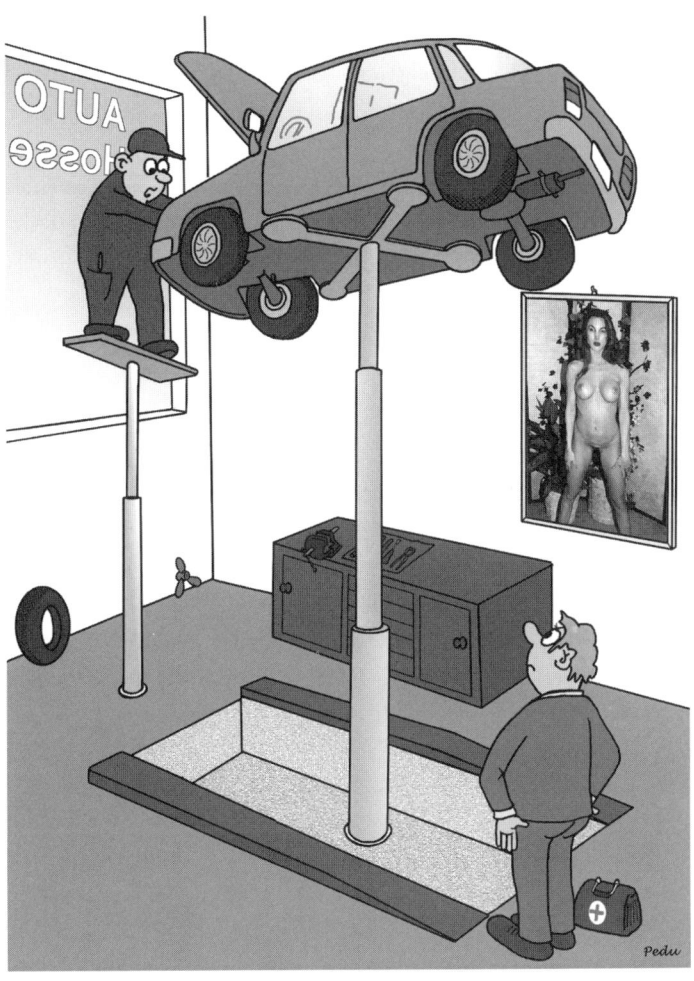

„Was dachten Sie denn, Herr Medizinalrat,
woher unsere hohen Stundensätze kommen?"

Was fehlt uns denn? –
Der Hausarzt als Quizkandidat

Wenn man als Hausarzt wissen will, wie sich das deutsche Gesundheitswesen allgemein und das hausärztliche Dasein im Speziellen aus Patientensicht darstellen, hat man mehrere Möglichkeiten.

Erstens: Man kann die eigenen Patienten fragen. Dazu fehlt aber meistens die Zeit, und die Leute möchten auch eigentlich mehr über ihre Krankheit reden als über das kranke System.

Zweitens: Man geht selbst als Patient zum Arzt. Aber, kaum dass dort die Versichertenkarte eingelesen wurde, schrillt sofort ein Alarm auf: Fehler im System! Kollege eingedrungen! Isolieren! Gesonderte Behandlung notwendig, sonst nix mehr mit Vertretung im Urlaub durch ihn!

Drittens: Man lädt sich bei den Eltern zum Kaffee ein. Dies ist die angenehmste Methode. Man sieht sich wieder einmal, und sofort nach dem Abräumen der Kaffeetafel kramen die alten Herrschaften ihr Pillendöschen hervor und schlucken das Gegengift zu Sahnetorte und Kaffee. Spätestens jetzt kommt das Gespräch auf die aktuellen Krankheiten und ihre Behandlung durch die Kollegen vor Ort.

Ein brillanter Erzähler ist dabei mein Vater. Der ist kein Mediziner, sondern ein ganz normaler Kassenpatient. Als er vor kurzem aus dem Krankenhaus kam, hörte sich sein Bericht folgendermaßen an:

„Mein Hausarzt Dr. Winter ist von altem Schrot und Korn. Gestern wurde er 68.

Eigentlich hätte ich nicht gedacht, dass er überhaupt so alt wird. Denn er fragt mich immer, wenn ich komme: ,Na, was haben wir denn?'

Oje, dachte ich anfangs, der hat's auch. Und bei Durchfall ist das nun gerade kein Vergnügen. Bis ich mitkriegte, dass er alle Patienten so begrüßt.

Eigentlich wollte ich gestern auch gar nicht hingehen. Aber mein Bauch heilt eben langsamer, als von der AOK zeitlich vorgesehen. Vor drei Wochen kam ich aus dem Krankenhaus, in das mich ein Notarzt drei Tage zuvor eingewiesen hatte.

Sie haben mich operiert. Warum? Keine Ahnung. Hat ja keiner mit mir geredet. Nur unterschreiben sollte ich vorher eine Menge. Dass ich sterben würde, wenn ich die Operation verweigere und eventuell auch, wenn ich sie geschehen lasse. So oder so. Früher oder später. Dann schlief ich ein, und sie machten auf.

Am nächsten und am übernächsten Tag schauten noch mal einige Weißkittel auf meinen Bauch. Der, der operiert hatte und der, der zumachen durfte. Dann hieß es: ‚Ab, nach Hause!'

Ich fragte: ‚Was hatte ich denn?'

‚Das erklärt Ihnen alles Ihr Hausarzt.'

‚Und die Entlassungspapiere?'

‚Werden nachgeschickt. Wir brauchen Ihr Bett. Nichts essen! Nicht duschen oder baden! Morgen zum Hausarzt!'

Zack – raus war ich. Am nächsten Tag schleppte ich mich zu Dr. Winter. Der fragte nach dem Entlassungsbrief. Ich hatte keinen.

Da muss ich nicht der Einzige gewesen sein, denn er rief erbost in der Klinik an.

Der chirurgische Stationsarzt am Telefon weinte. Er beherrschte offenbar Naturheulverfahren. Er könne nicht mehr. Diese blöde Kopfpauschale. Er hätte einen Zwölfstundentag und fahre selbst an den Wochenenden in die Klinik, um Berichte zu schreiben.

Dr. Winter gab und legte auf und sagte: ‚So, da zeigen wir mal her die Wampe. Aha, kleiner Schnitt rechter Unterbauch. Sind wir männlich oder weiblich?'

‚Männlich', knurrte ich.

‚Dann kann es schon mal nicht der Eierstock gewesen sein. Also der Blinddarm. War er eitrig oder durchgebrochen?'

Ich zuckte die Schultern. Ich hatte ja die Augen zu, als die operierten. War sozusagen blinder als mein Darm.

‚Also wahrscheinlich nicht durchgebrochen. Sonst wären wir nicht nach drei Tagen entlassen worden. Selbst aus dieser Klinik nicht.'

Dann bellte er: ‚Schwester! Verband! Trocken!'

Und zu mir: ‚Wir baden die nächsten zwei Wochen nicht. Leichte Kost. Kein schweres Heben. Auf weichen Stuhl achten!'

Ich war dann noch mehrmals zum Verbandwechsel in der Praxis. Dafür, dass mein Hausarzt ab meinem dritten Praxisbesuch im Quartal kein Geld mehr für mich bekommt, waren alle ziemlich nett. Um ihn zu erfreuen, sagte ich, dass ich meinen Stuhl jetzt richtig im Griff habe. Da lächelte der Doktor sogar.

Gestern hatte er nun Geburtstag. Ich habe ihm Gesundheit und Schaffenskraft gewünscht. Denn weiter schaffen darf er, da die Altersgrenze für Ärzte gekappt wurde. Er muss auch weitermachen, wie er sagte. Bis Kohls Frühlingskredit abbezahlt ist.

‚Was für ein Kredit?', fragte ich.

‚Na, der für die versprochenen blühenden Landschaften. Und die blühen für mich erst im Frühjahr 2011. Fehlt uns sonst noch was?'

Heute rief mich der Doktor an. Der Entlassungsbrief ist gekommen. Wir hatten recht. Es war nicht der Eierstock."

Sex in der Praxis? – Die feinen Unterschiede

Ein häufiger Grund, warum Leute ihren Arzt aufsuchen, sind partnerschaftliche Probleme. Das liegt daran, dass Männer und Frauen einfach nicht zusammen passen. Nur glauben sie das am Anfang einer Beziehung nicht. Wenn eine Ehe (was heute selten ist) dann wirklich von ihrer Schließung bis das der (hoffentlich natürliche) Tod sie scheidet dauert, liegt das meist an genau vier Worten, den Zauberworten einer guten Ehe: „Du hast Recht, Liebling."

Allein schon die Vorstellung von gutem Sex ist bei Männern und Frauen grundverschieden.

Nehmen wir zum Beispiel das *Vorspiel*.

Für die Frau ist das Vorspiel enorm wichtig. Es soll Atmosphäre schaffen: ein gutes Essen, leise Musik, ein ausgiebiges Bad im Lichte Hunderter Kerzen …

Und der Mann? Wann macht denn ein Mann mal freiwillig eine Kerze an? Doch höchstens bei Stromausfall! Und dann auch nur, nachdem er zwei Stunden lang vergeblich versucht hat, das Notstromaggregat aus dem Baumarkt wieder in Gang zu bekommen!

Für die meisten Männer besteht das Vorspiel eigentlich nur aus fünf Worten: „Liebling, bist du noch wach?"

Im Rahmen meiner Studien für dieses Kapitel habe ich dieses Defizit natürlich erkannt. Und versuchte sofort, bei mir selbst etwas zu verändern.

Als ich vor kurzem zufällig einmal eher nach Hause kam als meine Frau, beschloss ich, sie mit einem Candlelight-Dinner zu überraschen. Ich habe freiwillig Kerzen angezündet und exotische Speisen aufgetaut. Leise Musik durchwebte den Raum. Auf dem Herd brutzelte eine Gemüsepfanne mit erotisierenden Gewürzen …

Und was rief meine Frau, kaum dass sie die Wohnung betrat, noch im Flur: „Liebling, versuchst du zu kochen oder verbrennt der Nachbar wieder Gartenabfälle?!"

Die Frauen machen es uns Männern aber auch nicht leicht. Und deshalb ist für die meisten meiner Artgenossen das Vorspiel nur eins: Eine halbe Stunde betteln!

Allerdings, gewisse Grundkenntnisse sollte man als Mann schon haben.

Zum Beispiel: Wenn Frauen ihre Regel haben, dann können und wollen die meisten von ihnen keinen Sex. Da braucht man auch nicht zu baggern, bis der Arzt kommt. Nebenbei gesagt, fällt mir sowieso kein Arztkollege ein, der wegen so etwas einen Hausbesuch machen würde.

Nun wird aber mancher Mann verzweifelt fragen: „Wie weiß ich denn, dass meine Liebste gerade jetzt ihre Regel hat? Schließlich hängt ja kein Schild an der Schlafzimmertür ‚Heute Geschlossene Gesellschaft' oder so etwas in der Art."

Nun, liebe Männer, so etwas lässt sich relativ einfach testen. Wissenschaftliche Untersuchungen haben nämlich ergeben, dass sich das räumliche Denken bei Frauen während der Regel deutlich verbessert. Also führen Sie doch einfach mit Ihrer Angebeteten mal ein wissenschaftliches Gespräch, sagen wir, über Astronomie. Wenn Ihre Frau dann felsenfest behauptet, die Erde sei eine Kugel, dann hat sie wahrscheinlich ihre Regel.

Wer es nicht so mit der Wissenschaft hat, kann sie natürlich auch in einem Parkhaus aussetzen. Aber das ist dann eben nicht erotisch.

Auch beim *sexuellen Akt an sich* gehen die Vorstellungen bei Mann und Frau weit auseinander.

Bei den meisten Männern schaltet sich das Gehirn ab. Sie wollen nur eins: ans Ziel! Sie sind wie eine gestartete Cruise missile, die nichts und niemand mehr aufhalten kann.

Na ja, fast nichts. Ein Beispiel:

Im Fernsehen läuft ein wichtiges Fußballspiel. Der Mann hat zugunsten seiner Partnerin darauf verzichtet – Sex kann ja auch mal ganz schön sein! Nun sind die beiden im Schlafzimmer angekommen und tun es. Die Cruise missile ist gestartet ...

Da hört er durch das geöffnete Schlafzimmerfenster den tausendfachen Torschrei aus der Nachbarschaft. Also, liebe Frauen, da kann man einem Mann nicht böse sein! Er muss jetzt einfach aufstehen und nachgucken, was los ist, bei aller Liebe ...

Frauen mögen den sexuellen Akt wesentlich ausdauernder und raffinierter. Wieder ein Beispiel:

Ein Paar hatte ein schönes Vorspiel. Vielleicht nahmen sie zusammen ein Bad, natürlich im Lichte Hunderter Kerzen ... Sie steigt als erste aus der Wanne, trocknet sich ab und verschwindet lächelnd im Schlafzimmer. Er folgt ihr fünf Minuten später nach. Da sieht er dieses süße Luder, wie es sich lasziv in den weißen Laken räkelt, bekleidet mit einem schwarzen durchsichtigen Negligé, darunter ein Nichts von einem schwarzen Slip, zufällig auch noch im Schritt perforiert, dazu schwarze Strapse, schwarze Netzhandschuhe ...

Und was macht der Mann, dieser Trottel? Er schaut sie völlig entgeistert an und fragt: „Liebling, ist was mit Oma?"

Männer haben es aber auch nicht leicht. Weder können sie etwas vortäuschen noch etwas mehrfach bekommen. Es gibt wahrscheinlich zwei große Enttäuschungen im Leben eines jeden Mannes: Das erste Mal, wenn es beim zweiten Mal nicht klappt und das zweite Mal, wenn es beim ersten Mal nicht klappt. Aber dafür gibt es ja jetzt Medikamente ...

Auch *nach dem Sex* sind die Vorstellungen bei Männern und Frauen verschieden.

Sie will es ausklingen lassen – er schläft ein.

Seien Sie froh, meine Damen, und danken Sie der barmherzigen Natur dafür, dass sie es so eingerichtet hat. Denn manche Männer neigen dazu, wenn sie nach dem Akt ihren verdienten Schlaf nicht bekommen, die Atmosphäre zu zerstören.

Auch dafür ein Beispiel:

Sie kuschelt sich nach dem Sex an ihn, in Erwartung, noch einmal diese magischen drei Worte zu hören und fragt: „Liebster, woran denkst du?"

Was sagt er? „Kennst du nicht!"

Fazit: Klagen über sexuelle Störungen jenseits des 45. Lebensjahres höre ich meist von Männern. In aller Regel benutzen sie eine „Eintrittskarte" in Form irgendwelcher anderer Beschwerden, ehe sie zum eigentlichen Grund ihres Besuches kommen. Die Phrase „Männer sind Schweine" trifft eher nicht zu, da sich die meisten von ihnen bereits seit Monaten in dem Teufelskreis Versagen-Angst-Versagen befinden.

Die neuen Medikamente, ob blaue oder weiße Variante, sind für diese armen Kerle ein Segen und keine lifestyle-Pillen. Denn sie retten oft genug die Beziehung. Keiner, den ich kenne, nimmt die teuren Dinger aus Spaß am Spaß.

Allerdings übertreiben es die konkurrierenden Pharma-Unternehmen bei ihrem Kampf ums männliche Geschlecht ziemlich. So stellte kürzlich ein Vertreter, ohne etwas zu sagen, einen Aufsteller mit Broschüren auf den Tresen meiner Praxis, hinter dem meine junge, hübsche Arzthelferin saß. Darauf stand: „Haben Sie Erektionsprobleme?? Sprechen Sie mich an!"

Was soll ich sagen? Die Gute konnte sich vor Anfragen kaum retten …

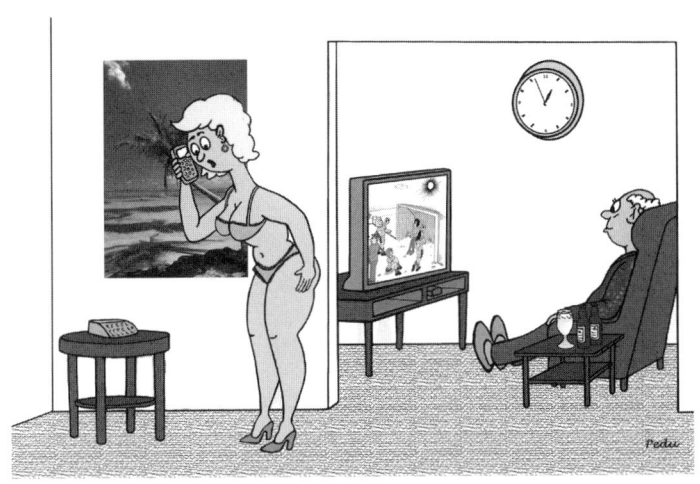

„Entschuldigen Sie bitte die späte Störung, Herr Doktor. Nur eine kurze Frage: Wie lange braucht eigentlich dieses Viagra, bis es wirkt?"

Der interessante Fall: Der Entblößer

Ab und zu gerät man auch als Hausarzt (und Mann) in Erstaunen über die Auswüchse depressiver Zustände. Dass dabei nicht alles krank ist, was krank wirkt, ist schon klar. Aber der folgende Fall stellt doch so manches in den Schatten.

Eines Tages kam meine Frau mit einer schrecklichen Neuigkeit nach Hause: „Es ist ein Entblößer unterwegs!"

Im Stadtpark sollte er bereits mehrere bis dahin unbescholtene Frauen belästigt haben. Bekleidet nur mit einem Mantel und dunkelgrauen Socken, springe er hinter Bäumen hervor und ziehe blank. Nachdem dann die Frauen in eine barmherzige Ohnmacht gefallen waren, verschwand er ohne jede Spur.

Alter: Mitte vierzig, Figur: schmächtig.

Die Geschichte sprach sich herum wie ein Lauffeuer. Kaum ein weibliches Wesen ging noch freiwillig durch den Stadtpark, weder bei Tag noch bei Nacht

Meine Frau traf sich ab sofort zu regelmäßigen Meetings mit den Nachbarinnen. Ich traf mich zu unregelmäßigen Meetings mit meinen Nachbarn. Eigentlich trafen wir uns sowieso ab und zu, um das eine oder andere Bier zusammen zu trinken. Jetzt trafen wir uns eben öfter.

Denn auch für uns Männer war das Thema von hoher Brisanz. Wir hatten alle Hände voll zu tun, um die Psyche unserer Frauen wieder aufzurichten. Zunehmend mussten wir uns um den Haushalt kümmern, weil die Frauen einfach keine Zeit mehr dafür hatten.

So kamen dann Gespräche zustande wie dieses: „Sag mal Klaus, weißt du, wie man an einer Waschmaschine den Schleudergang programmiert? Ich habe es so satt, ständig die Wäsche mit den bloßen Händen auszuwringen."

Oder: „Bodo, brennen dir die Kartoffeln auch immer an? Also, mir ist der Schnellkochtopf jedenfalls zu schnell … Aber die Schnitzel werden besser, seitdem ich eine Pfanne mit Teflonbelag und Stielprogrammierung gekauft habe."

Zu guter Letzt waren wir uns einig, dass wir gegen eine Entblößerin überhaupt nichts hätten.

Die Sache zog immer weitere Kreise, woran die Medien nicht ganz unschuldig waren.

Die Stadt reagierte, indem sie entlang der Parkwege zwei Meter hohe geschlossene Bauzäune aufstellen ließ, die bevorzugt mit Reklame von Bekleidungshäusern und Herrenboutiquen beklebt waren. Die kleinen Seitenwege im Park wurden hermetisch abgeriegelt.

Auf dem Hauptweg lief man jetzt wie durch einen Tunnel; hohe Wände zu beiden Seiten und darüber ein grünes Dach aus Baumkronen. Aber wenigstens konnte sich jetzt keiner mehr verstecken.

Der Entblößer änderte seine Strategie.

Wie meine aufgeregte Frau berichtete, ließ er sich jetzt blitzartig an einem Seil von den Bäumen herunter. Laut Anzeige einer schwer belästigten Frau soll er dies mit den Worten getan haben: „Ich Tarzan – du Jane."

Dann riss er seinen Mantel auf und entblößte seinen Liane. An mehr konnte sich die Frau, die inzwischen Brillenträgerin ist, nicht erinnern.

Die Stadt reagierte prompt und ließ oberhalb der Bauzäune Netze spannen, die jeden potenziellen Bösewicht daran hindern sollten, sich herabfallen zu lassen, sei er auch noch so dünn.

Die Polizei richtete die Sonderkommission „Glied" ein, die der Sache nachgehen, ihr aber eigentlich zuvorkommen sollte. Da eine belästigte Frau jedoch ausgesagt hatte, dass der Nudist auch Ausländer sein könnte, schaltete sich das LKA ein und versuchte, die Ermittlungen an sich zu ziehen.

Der Entblößer indes zog sich weiter aus.

Dieses Mal sprang er hinter einem am Rande der Stadt gelegenen Drogeriemarkt hervor, der zur Ladenkette „Dein Platz" gehörte. Es ist anzunehmen, dass er wegen des Drogerienamens wenig Unrechtsbewusstsein gehabt haben dürfte. Jedenfalls war nun eine neue Qualität zu verzeichnen: weg von der Natur, hin zur urbanen Siedlung.

Meine besorgte Frau berief sofort eine Krisensitzung mit den Frauen der Nachbarschaft ein. Es wurde die Aufstellung einer weiblichen Bürgerwehr beschlossen, da die Polizei offenbar nicht in der Lage war, die Frauen vor dem Perversen zu schützen.

In unserer Männerrunde wurde erörtert, warum manche Kleidungsstücke nach dem Waschen kleiner geworden waren. Außerdem hatte sich Bodo am Bügeleisen verbrannt. Im Gehen verfluchten wir den Entblößer und wünschten ihm die Pest an den Schwanz.

Auch die Stadt hatte inzwischen reagiert und verfügt, dass die Drogeriekette das „D" in ihrem Namen gegen ein „K" austauschen musste. Außerdem wurden sowieso alle Drogeriemärkte geschlossen und ein Notverkauf im Rathaus eingerichtet.

Die Sonderkommission „Glied" beschloss, das LKA mit ins Boot zu nehmen, indem von dort eine speziell für Entblößer ausgebildete Polizistin kommen sollte, die als Lockvogel zu dienen hatte. Sie hieß Blond, Jaqueline Blond. Das Ziel war, den Missetäter möglichst in flagranti zu erwischen und unter Anwendung mäßiger körperlicher Gewalt zeigeunfähig und auch sonst dingfest zu machen. Die Operation erhielt den Decknamen „Kondom".

Jedenfalls berichtete dies am nächsten Tag eine Zeitung, die einen Informanten in die Soko „Glied" eingeschleust hatte.

Der Entblößer reagierte prompt und hart, indem er sich auf das Bahnhofsumfeld verlegte. Mehrmals soll er an einem be -

schrankten Bahnübergang aufgetaucht sein und die dort wartenden PKW-Fahrerinnen belästigt haben, indem er versuchte, den Schlagbaum mit seinem erigierten Penis nachzuahmen.

Zu diesem Zwecke soll er sein bestes Stück mit einem Lippenstift der Marke „Astor" rot und weiß eingefärbt haben.

So berichtete es jedenfalls meine erboste Frau, von deren Freundin eine Freundin selbst Opfer gewesen war. Ab sofort erhöhte die weibliche Bürgerwehr die Frequenz ihrer tägliche Kontrollgänge und wurde mit spezialgehärteten Nudelhölzern aus Eichenholz aufgerüstet.

Unsere Männerrunde war inzwischen zusammengeschmolzen, da Klaus im Krankenhaus lag, weil er sich großflächig durch eine Beutelsuppe verbrühte. Bodo hatte sich beim Bettenmachen den Arm gebrochen. Ich war sowieso in Zeitnot, weil ich Staub saugen musste.

Überhaupt war das ganze Haus zu putzen und Schnittchen vorzubereiten, da die nächste Sitzung der Bürgerwehr bei uns stattfinden sollte.

Die Stadt beschloss, ihren, bis dahin männlichen, Bürgermeister durch eine Frau zu ersetzen. Die neue Bürgermeisterin ließ sofort an allen Bahnübergängen die Schranken entfernen und durch andere Signalanlagen ersetzten. Außerdem kündigte sie den großzügigen Bau von gleisüberspannenden Brücken an.

Die Soko „Glied" hatte inzwischen den Maulwurf enttarnt und ihren Leiter entlassen, so dass die nächste Aktion tatsächlich geheim blieb. Dafür wusste aber auch niemand, ob die besagte Kommission überhaupt etwas tat. Jedenfalls meinte dies die weibliche Bürgerwehr und begann, selbst Lockvögel zu casten.

Aber all diese Aktivitäten wurden schlagartig unterbrochen, als am nächsten Tag die große Neuigkeit die Runde machte: Der Entblößer war gefasst!

Besser gesagt, er hatte sich fassen lassen, indem er sich selbst stellte, und zwar zuerst der Presse und dann der Polizei. Dadurch erhielt er eine exklusive Titelstory in der Zeitung.

Es stellte sich heraus, dass es der Besitzer des örtlichen Wellness-Centers „Franky's Saunaparadies" war und durch diese Aktion auf sein dümpelndes Unternehmen aufmerksam machen wollte. Schließlich lohnte es sich nicht, die Öfen anzuheizen, wenn pro Saunagang nur drei oder vier Gäste kamen.

Die Stadt reagierte sofort und ließ im Park die Zäune abbauen und die Seitenwege wieder eröffnen. Dafür wurde „Franky's Saunaparadies" geschlossen. Dessen Besitzer trug ab sofort zwangsweise wieder Kleidung, und zwar gestreifte.

Außerdem wurde die weibliche Bürgermeisterin entlassen und durch das vorherige männliche Pendant ersetzt, da Unfälle an den unbeschrankten Bahnübergängen bedrohlich zugenommen hatten. Der Drogeriemarkt „Kein Platz" bekam sein „D" zurück, der Notverkauf im Rathaus wurde geschlossen und durch Standposter über die Erfolge des neuen alten Bürgermeisters ersetzt.

Meine Frau inklusive Nachbarinnen kehrte sicher an den heimischen Herd zurück, und ich übergab ihr in einem feierlichen Akt den Haussegen, worauf dieser wieder gerade hing.

Klaus wurde aus dem Krankenhaus entlassen, musste sich aber täglich zum Verbandswechsel melden. Bodo bekam den Gips abgenommen, so dass er sein Bier wieder mit rechts trinken konnte. Ich schlief erst mal zwei Tage durch.

Danach beschlossen wir Männer, eine exorbitante Schmerzensgeldforderung auf den Weg zu bringen. Schließlich hatte der Entblößer *uns* am meisten geschädigt.

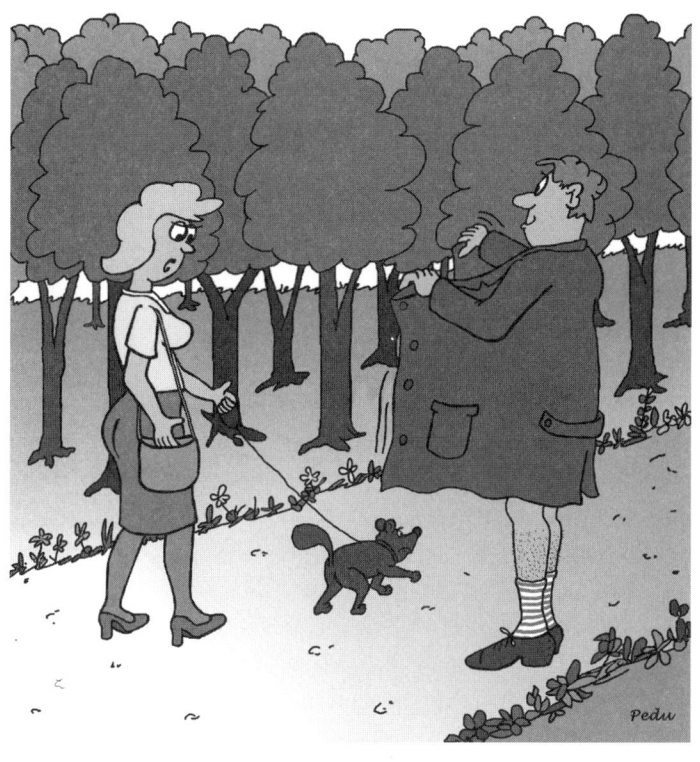

„Ich gebe Ihnen mal meine Karte,
so was lässt sich heute schon vergrößern."

Fort zur Fortbildung – Rückwärts nach Wien

Unsere Gesundheitsministerin ist keine Ärztehasserin. Sagt sie. Gleichwohl findet sie es aber schon besser, ihre „Leistungserbringer" unter genauer Beobachtung zu halten.

Nun müssen ihr anno 2005 Heerscharen von Spitzeln berichtet haben, dass Ärzte große Fortbildungsmuffel sind. Sie rangieren wohl in punkto Weiterbildungswillen noch hinter Müllmännern und Parkplatzwächtern. Manche haben noch nie ein EKG von innen gesehen! Das war der Ministerin Anlass genug, eine Fortbildungspflicht für Mediziner einzuführen. Innerhalb von fünf Jahren müssen sie 250 Fortbildungspunkte beibringen, sonst ist Strafe zu bezahlen und später sogar der Lappen als zugelassener Arzt abzugeben.

Wenn man nun bedenkt, dass es pro Fortbildungsabend ganze 2 oder 3 (in Worten zwei oder drei) Punkte gibt, kann man sich ausrechnen, warum so viele Mediziner-Ehen geschieden werden. Man trifft sich einfach nur noch alle paar Jahre zum gemeinsamen Abendessen.

Um diesem Missgeschick zu entgehen, fahre ich ab und zu mal mit meiner geliebten Frau zu einem ganzen Weiterbildungswochenende, für das es gleich mal zwischen neun und vierzehn Punkte gibt. Zwar sitzt man selbst dann von früh bis abends in der abgedunkelten Kongresshalle, aber wenigstens hat die Frau ein Stadtbummel- oder Shoppingerlebnis an einem schönen Ort und kann den Abend gemeinsam mit ihrem blassen Doktor verbringen. Von solch einem Vorhaben will ich nun erzählen.

Es war ein schöner Herbstmorgen, als meine Frau und ich auf dem Flughafen eintrafen. Wir wollten nach Wien fliegen, wo ich zu einem Kongress eingeladen worden war, um einen Vortrag zu halten.

Fast zeitgleich mit uns trafen Dr. Franzmann und seine Gattin ein, die ebenfalls nach Wien wollten. Dr. Franzmann ist ein Kollege, etwa im gleichen Alter wie ich und ungeheuer witzig. Seine Frau, eine etwas überschminkte Blondine, hält dies tapfer aus, jedoch verdreht sie ab und zu genervt die Augen, wenn ihr Mann gar zu lustig wird. Dann entführt sie meist die anderen Frauen, um mit ihnen über ihre Lieblingsthemen zu parlieren: die aktuelle Mode und deren (Lid-) Schattenseiten.

Dr. Franzmann erzählte mir sogleich die dreißig neusten Witze aus seiner riesigen Sammlung. So verging die Zeit bis zum Abflug laut und schnell für mich, aber inzwischen auch für fast alle anderen Passagiere des Flugsteiges, die eine wiehernde Meute um uns herum gebildet hatten.

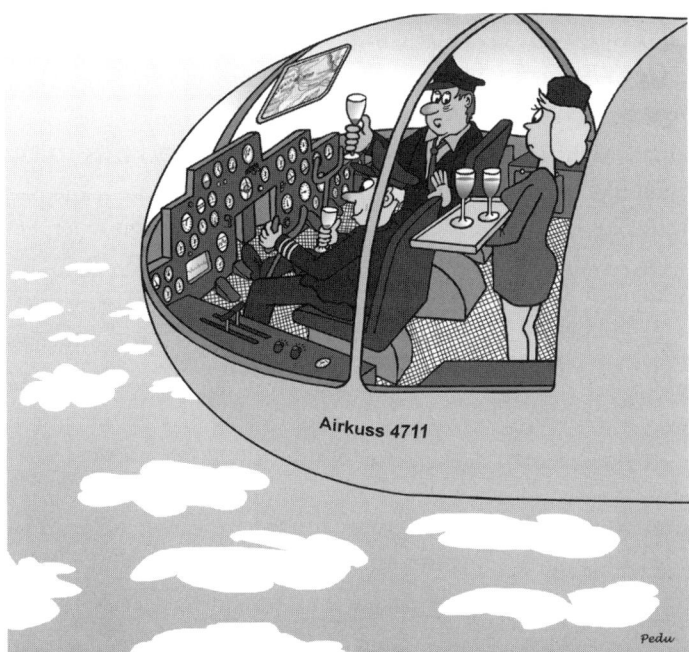

Airkuss 4711

Und was im Cockpit geschah:
„Das sind aber jetzt wirklich die Letzten. Ich will nach
der Landung noch mit dem Fahrrad nach Hause!"

Schließlich stellte Franzmann fest: „Na, so viele Kollegen scheint der Kongress in Wien ja nicht zu interessieren. Der auf Gran Canaria muss da wesentlich interessanter sein, bei der Menschentraube dort am Schalter, ha, ha, ha …"

Unsere Passagierzahl war tatsächlich sehr gering, und die Airline hatte offensichtlich darauf reagiert und ein Flugzeug einer ihrer osteuropäischen Tochtergesellschaften für uns gechartert. Es war eine kleinere Propellermaschine, die ihr Geld sicher schon jahrzehntelang eingeflogen hatte. Aber auf jeden Fall war sie *nach* dem Zweiten Weltkrieg gebaut worden, wie Dr. Franzmann zu unserer Erheiterung und Beruhigung feststellte.

Im Inneren der Maschine erwartete uns eine handfeste Überraschung. Die ersten Plätze beider Reihen waren nämlich verkehrt herum angeordnet. Das heißt, man saß auf diesen Sitzen mit dem Rücken zur Pilotenkanzel. Eine erste Klasse gab es sowieso nicht.

Franzmanns und wir hatten die vier ersten Plätze in der rechten Reihe, so dass meine Frau und ich rückwärts zur Flugrichtung saßen. Kollege Franzmann und Gattin saßen uns gegenüber.

„Herrlich, wie im Regionalexpress nach Kötschenbroda!", rief Franzmann begeistert und gewann damit endgültig die Lacher der anderen Fluggäste, ein dankbares und schadenfrohes Publikum.

Lediglich die sehr korpulente Dame in der vorderen linken Reihe konnte darüber nicht lachen, da sie auch rückwärts saß. Sie brauchte auch eigentlich anderthalb Plätze, was aber dadurch ausgeglichen wurde, dass ihr Mann sehr dünn war und auf seinen Teil der inneren Armlehne verzichtete. Dafür durfte er ihre Koffer tragen. Natürlich reichte auch ihr Sicherheitsgurt nicht, aber die Stewardessen schienen Kummer gewöhnt zu sein und brachten ihr einen Spezialgurt, der sonst nur für Frachtgut benutzt wurde.

Als wir endlich alle saßen und Dr. Franzmann sein Witzpotenzial über Propellermaschinen ausgeschöpft hatte, holte er plötzlich einen kleinen Schraubenzieher aus seinem Aktenkoffer und begann, eine Schraube an der inneren Wandverkleidung des Flugzeuges zu lösen.

Er sagte: „Das mache ich immer so, wenn ich einen Charterflug absolviere. Wenn wir mit der gleichen Maschine wieder zurück fliegen und die Schraube fehlt hier noch, dann ist das Flugzeug schlecht gewartet."

Schallendes Gelächter aller Passagiere, bis sich über Bordfunk der Kapitän meldete. Er versicherte uns säuselnd auf Deutsch, Englisch und Österreichisch, wie sehr er sich auf den Flug freue, wahrscheinlich, weil er bei diesem Fluggerät noch so gut wie alles mit der Hand machen konnte.

Nachdem die Stewardessen ihren Rettungstanz aufgeführt hatten, ging es auch schon los.

Das Flugzeug rüttelte und schüttelte sich, setzte sich ächzend in Bewegung, wurde schneller und hob schließlich ab.

„Wir starten – ihr landet!", rief uns Franzmann zu und landete damit wieder einen Jetbrüller.

Wir, die Rückwärtssitzenden, wurden in die Gurte gepresst, was meiner schlanken Frau schon nicht so gut bekam, aber für die Korpulente in der anderen Reihe eine Herausforderung war. Würden die Gurte bei ihr halten? Dem Passagier, der ihr gegenüber saß, stand die Todesangst jedenfalls ins Gesicht geschrieben.

Irgendwann war der Steigflug beendet, die stämmige Dame bekam wieder Luft, und auch meine Frau wechselte ihre Gesichtsfarbe von blass nach rosig.

Franzmann lachte und sagte: „Na, Tüte gespart für die Landung, was? Ha, Ha, Ha ..."

Ein Rippenstoß seiner Gattin beendete die Häme, zumindest vorübergehend.

Nun war auch schon Essenszeit. Schließlich dauerte der Flug nur eine knappe Stunde.

Während die anderen Passagiere erwartungsvoll ihre Tische herunterklappten, hatten wir nichts in dieser Hinsicht vor uns. Die Stewardessen brachten jedem von uns eine Tischplatte mit zwei langen Streben daran. Diese Konstruktion steckten sie uns vor den Bauch, so dass die Streben links und rechts unserer Taille in zwei Löcher der Sitzrückwand einrasteten.

Das war der Punkt, wo meine Frau das erste Mal lächelte und Herr Franzmann das tausendste Mal schallend lachte, denn mir blieb nicht viel Platz zum Essen. Meine nächste Diät war eben erst für die Zeit nach dem Kongress geplant.

Für die Dicke in der anderen Reihe war es schlicht eine Katastrophe. Mehrere Stewardessen stemmten sich gegen die Platte, aber sie wollte und wollte nicht einrasten. Erst als sich der Tisch eine Rinne zwischen zwei Fettpolstern gesucht hatte, hörte man das erlösende Geräusch. Nun jedoch war die Tischplatte zu zwei Dritteln in der Dame verschwunden, worauf sie sofort zu gähnen anfing.

Das Essen wurde serviert, aber so richtig konnte ich es nicht genießen. Erstens sah ich nicht richtig, was ich aß, da der Tisch zu nahe an meinem Körper klebte und zweitens war mir zumute, wie nach einer Magenband-Operation, wo der Magen umschnürt wird, um die Essmenge zu begrenzen und so eine Gewichtsabnahme zu erreichen.

Die Quadratfrau in der linken Reihe, die diese Operation eigentlich nötig gehabt hätte, schlief bereits wegen ihres Sauerstoffmangels tief und fest und bekam überhaupt nichts mit. Außerdem wusste die Stewardess sowieso nicht, wo sie bei ihr das Essen hinstellen sollte.

Dr. Franzmann unterhielt inzwischen die kauenden Passagiere mit Salmonellenwitzen, wobei er selbst dermaßen lachen musste, dass er prustend seine Frau anstieß. Dieser fiel prompt das harte Eigelb, welches sie sich gerade in den Mund schieben wollte, auf den Schoß.

„Das wollte zurück in den Eierstock!", zerfetzte sich Franzmann, aber seine Frau fand das gar nicht lustig.

Und offensichtlich auch der Kapitän nicht, denn er kündigte einige Turbulenzen an, die auch sofort einsetzten und in den nächsten Minuten weitere Eier ins Rollen oder sogar wieder zum Vorschein brachten.

Als sich die Lage wieder beruhigt hatte und alles abgeräumt und aufgewischt war, erhielten alle Passagiere als Entschädigung eine Mozartkugel. Der dicken Dame, die die gesamte Mahlzeit nebst Turbulenzen verschlafen hatte, drückte man die Kugel einfach in die Hand. Dann zog man ihren Tisch aus der Wandhalterung, worauf sie prompt aus ihrer Ohnmacht erwachte. Es erinnerte mich ein wenig an das schöne Märchen vom Schneewittchen, als dem Mädchen nach einem Ruck im gläsernen Sarg das vergiftete Apfelstückchen aus dem Hals rutschte, worauf es wieder lebendig wurde.

Als wir nun über die mit Schnee bedeckten Alpen flogen, rissen die Wolken auf, und Dr. Franzmann landete seine nächste Juxrakete. Er sah aus dem Fenster und rief plötzlich: „Schaut mal da! Eskimos!"

War es Zufall, dass wir gerade eine Rechtskurve flogen oder geriet das Flugzeug tatsächlich aus dem Gleichgewicht, weil alle Passagiere an die rechten Fenster stürzten?

Ich weiß es bis heute nicht.

Nach einem relativ kurzen Sinkflug setzten wir schließlich zur Landung an, natürlich nicht, ohne von Dr. Franzmann darauf hingewiesen zu werden, dass wir vier Leute auf den ersten Plätzen uns bereits auf dem Rückflug befänden. Er beutete unsere Lage auf jeden Fall bis aufs Letzte humoristisch aus, natürlich zur Freude der anderen Passagiere.

Als wir in Wien sicheren Boden unter den ausgefahrenen Rädern hatten, verabschiedete sich der Kapitän mit den Worten: „Na dann bis übermorgen, zu unserem gemeinsamen Rückflug."

Somit war also klar, dass wir wieder mit der gleichen Maschine fliegen würden. Aber was soll's, sie hatte uns hierher gebracht, und sie würde uns auch wieder zurückbringen.

Nur so viel ist sicher: Wären wir auf dem Hinflug abgestürzt, dann hätte man uns alle tot, aber mit lachenden Gesichtern gefunden. Und eine fehlende Schraube wäre zur Absturzursache erklärt worden.

Danke, Dr. Franzmann!

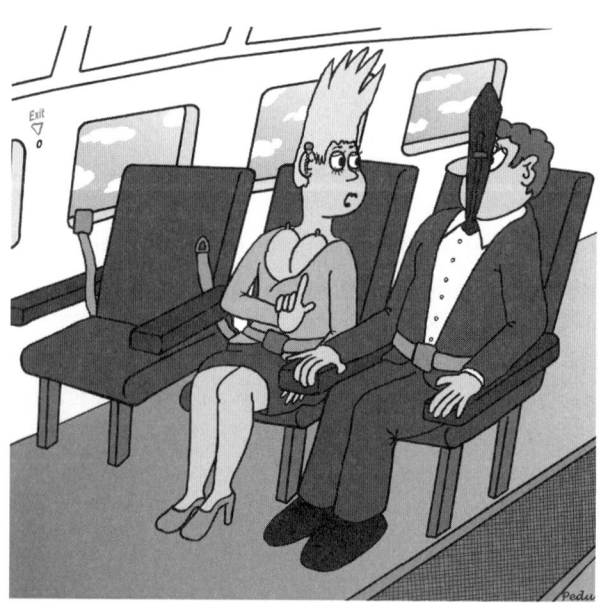

„Glauben Sie bitte nicht, dass Sie mir mit diesem Krawattentrick imponieren können, Herr Doktor Franzmann!"

Der Arzt als Welterklärer –
Klitzekleiner Klimawandel

Als Arzt wird man in der täglichen Sprechstunde oft mit Fragen konfrontiert, die sich mit globalen Problemen beschäftigen und deren Auswirkungen auf die Volksgesundheit.

Die Fragensteller sind meist ältere männliche Patienten, die früher einmal in leitender Position tätig waren oder Lehrer. Da mich diese Themen naturgemäß selbst beschäftigen, stört es mich auch gar nicht, wenn der Patient nach Besprechung seiner Prostatavergrößerung über diese Dinge diskutieren will, sofern die Praxis leer ist und keine anderen Patienten in Folge dieser Diskussionsrunde warten müssen. Allerdings ist dies nur selten der Fall.

Trotzdem lassen sich manche dieser Globalisten nicht so ohne Weiteres ausbremsen. Dadurch leiden einige noch Unbehandelte im Wartezimmer nicht nur primär unter der Klimakatastrophe, sondern auch sekundär in Form des nicht gehen wollenden Studienrates a.D. Müller.

Deshalb habe ich mich entschlossen, im Rahmen dieses Werkes wenigstens in Grundzügen auf den Klimawandel und seine Folgen einzugehen. Wobei ich nicht einmal sicher bin, ob es diesen Wandel überhaupt gibt.

Im jetzigen Medienzeitalter werden wir nahezu täglich mit neuen Expertenprognosen zum Thema Klimaveränderungen geschockt. Man gewinnt immer mehr den Eindruck, dass jeder Tag, an dem die Welt mal nicht untergeht, ein langweiliger Tag ist, zumindest für die Journalisten.

Im relativ heißen und zeitigen Frühjahr letzten Jahres hieß es zum Beispiel, unsere Gegend werde zur Steppe. Die Verwüstung ganzer Landesteile ließe nicht mehr lange auf sich warten, wissenschaftlich auch „Destination" genannt …

Nun, das gibt mir schon zu denken, denn sogar in meinem unmittelbaren Lebensraum kann ich so etwas bereits beobachten. Da brauche ich nur einmal das Zimmer unseres Sohnes zu betreten. Dort ist die Destination offensichtlich schon in vollem Gange.

Auch beschäftigt mich die Frage, wie schnell das gehen wird, bis hier alles zur Wüste geworden ist. Ich glaube nämlich, ehrlich gesagt, nicht, dass ich in zwanzig oder dreißig Jahren noch irgendwelche Kamele für meine Töchter bekomme.

Andererseits war am Ende des Sommers klar, dass es selten so viel Regen wie in diesem Jahr gegeben hat. In unserer Bundeshauptstadt Berlin soll es das regenreichste Jahr seit Menschengedenken, aber zumindest seit Beginn der Wetteraufzeichnungen gewesen sein. Und, was sagen die Experten nun?

„Ja, aber insgesamt ist es doch deutlich wärmer geworden in unseren Breiten, wir werden milde Winter bekommen, mit viel mehr Regen als üblich …"

Hallo ?!! Vom Winter war doch gar keine Rede! Es hat den ganzen *Sommer* über geregnet! Was ist denn nun mit der Verwüstung? Ich habe mir extra einen Jeep gekauft, um damit im Wüstensand besser vorwärts zu kommen. Soll ich jetzt vielleicht nach einem Boot Ausschau halten?

Das alles erinnert mich sehr an die täglichen Wetterprognosen unseres regionalen Radiosenders, frei nach dem Motto: „Ziehen Sie sich einen warmen Pullover an, aber lassen Sie die Badehose drunter …"

Auch über die Ursachen des Klimawandels sind sich die Experten extrem uneinig.

Die einen sagen, CO_2 sei schuld. Die anderen machen furzende Kühe dafür verantwortlich, also Methan. Ja, was denn nun? Und wie sollen wir uns verhalten?

Ich meine, CO_2-sparende Autos zu entwickeln, zu bauen, zu fälschen, nachzumachen und in Verkehr zu bringen, dürfte auf absehbare Zeit selbst für die Chinesen kein Problem sein. Aber umweltfreundlich furzende Kühe, die dann vielleicht reinen Sauerstoff ausstoßen anstelle von schädlichem bösem Methan?

Hierzu sagen die Umweltschützer, wir müssten eben weniger Fleisch und Milchprodukte essen, dann würde auch keine so große Tierzucht gebraucht. Also sollen wir alle Vegetarier werden? Da möchte ich bitte fragen: Was, zum Teufel, stoßen denn Vegetarier aus, wenn sie das gleiche essen wie die Kühe, also nur Grünzeug?

Mein Schwager zum Beispiel, der ist Vegetarier. Eines Tages musste ich mit ihm anlässlich einer Wanderung in einer engen alpinen Berghütte übernachten. Also, was der im Laufe der Nacht so von sich gegeben hat, das ließ mich zu der Überzeugung kommen: Vegetarische Kost kann nicht gesund sein! Der Klimawandel allein in diesem Raum war schon beachtlich!

Was kann nun jeder einzelne von uns tun, um den Klimawandel, zumindest bis zum nächsten Sommerloch der Medien, aufzuhalten? Das fragt man sich nach all diesen Überlegungen ernsthaft, und meine ganze Familie hat gehandelt. Zuerst haben wir alle Glühlampen in unserem Haus durch Energie-Sparlampen ersetzt. Allerdings übertrieb es meine emsige Frau dabei natürlich wieder. Sie ließ sogar die kleine Lampe im Kühlschrank gegen ein Sparmodell austauschen, weil sie der Meinung war, dass gerade dieses Licht am häufigsten bei uns angeht. Jedenfalls wenn ich zu Hause bin.

Dann ersetzten wir unseren Benzinrasenmäher durch ein elektrisches Modell und verkauften die Luftverschmutzungsrechte an unsere Nachbarn.

Von dem Erlös habe ich meinem vegetarischen Schwager sogleich eine solarbetriebene Luftfilteranlage für sein Schlafzimmer gekauft. Mehr kann man nun wirklich nicht tun!

Der Arzt als Ehemann – Essen bei Ali

In der kargen Freizeit, die uns Ärzten nur manchmal gegeben ist (schluchz), machen wir das, was wir unseren Patienten tagtäglich verbieten: Schlemmen und Feiern. Dazu lieben es meine Frau und ich, irgendwo exotisch essen zu gehen, was hierzulande gar nicht so schwer ist.

In unserer Stadt gibt es eine Menge Spezialitätenrestaurants. Neben circa zwanzig „Griechen" gibt es auch fünfzehn „Chinesen", einen „Russen", einen „Bulgaren" und zwei „Bayern". Und es gibt Ali.

Ali ist seit einiger Zeit mein Patient, das heißt, wenn er überhaupt mal einen Arzt braucht. Denn er hat keine Zeit. Ihm gehören ein indisches Restaurant, aber auch ein „Italiener" und ein „Spanier". Ali jedoch ist Pakistaner.

Eines Tages sagte ich zu ihm: „Ali, ist das nicht Betrug an deinen Gästen, wenn der Besitzer eines italienischen oder spanischen Restaurants eigentlich Pakistaner ist?"

Er grinste: „Nein. Weißt du, es kommt ja auf die Küche an, und die ist original landestypisch.

Im ‚Italiener' kocht zwar ein Russe, aber der hat lange Zeit in Italien gelebt. Dafür kocht im ‚Spanier' ein Deutscher. Der wiederum hat einen Spanischkurs besucht, und kann deshalb die spanischen Kochbücher lesen. Und im 'Inder' koche ich selbst und mein Bruder."

Ich sagte: „Aber Ali, ‚Inder' – nicht ‚Pakistaner'…"

„Ach, das ist doch für euch Deutsche dasselbe", brummte er. „Hauptsache, der Kellner hat dunkle Augen und schwarzes Haar, und er gefällt den Frauen. Hier in Deutschland bestimmen sowieso die Frauen, ob ein Restaurant gut ist oder nicht."

Ich beschloss, diese These an meiner eigenen Frau zu überprüfen und lud sie zum „Inder" ein.

Der Kellner sah genauso aus, wie Ali es beschrieben hatte: schlank, dunkelhaarig und mit dem goldbraunen Teint indischer Männer. Er hieß übrigens Aziz und war Afghane.

Auf jeden Fall wurden wir hervorragend bedient, das Essen schmeckte, und meine Frau war regelrecht verzaubert vom Flair der gastlichen Stätte und dem Charme des Kellners. Und auch mich nahm sein verschmitzter Humor gefangen.

Er erläuterte uns die Speisen und machte in der Küche so manches Extra für uns locker, denn meine Frau war sehr neugierig und wollte möglichst alles probieren. Vielleicht wollte sie aber auch nur diesen Charmeur von einem Kellner so oft wie möglich kontaktieren.

Noch Tage danach lief sie mit verschleiertem Blick herum und wurde mehrmals in der Nähe eines großen indischen Restaurants aufgegriffen.

Eine Woche später gab es was zu feiern – meinen Geburtstag. Aus diesem Anlass lud ich zum „Italiener" ein, in Ali's italienisches Restaurant.

Ali begrüßte uns persönlich und stellte seinen italienischen Kellner vor. Dieser hieß Guiseppe, war schlank, schwarzhaarig und hatte glutvolle Augen. Er konnte wundervoll „prego" sagen, indem er das „R" dabei rollte.

Überhaupt begeisterte er uns mit seinem Witz und seiner italienischen Fröhlichkeit – also, besonders meine Frau.

Ich fand, er sah seinem Kollegen Aziz aus dem indischen Restaurant verblüffend ähnlich, sagte aber nichts. Hauptsache, das Essen war gut und alle meine Gäste waren glücklich und zufrieden.

Auf dem Heimweg schwärmte meine Frau von den italienischen Männern, und auch die nächsten zwei Wochen sprach sie von nichts anderem. Der deutsche Mann, der das alles bezahlt hatte, war scheinbar nebensächlich geworden und zudem auch recht schweigsam.

Blieb noch der „Spanier" übrig. Einige Wochen später ergab sich der Anlass in Form des Geburtstages meines Sohnes. Dieser feierte zwar mit seinen Freunden im fernen Berlin, aber seine Eltern beschlossen, sich dadurch den Abend nicht verderben zu lassen und der spanischen Küche zu frönen.

Das Restaurant war sehr gemütlich und recht verwinkelt eingerichtet. Schon am Eingang duftete es nach Paella.

Miguel, unser Kellner, war ein typischer Spanier mit schwarzem halblangen Haar und dunklen Augen. Er fand sofort Kontakt zu seinen Gästen durch seine witzige Art und seine spanische Höflichkeit.

Meine Frau nannte er Seniorita, obwohl sie eigentlich schon eine Seniora war, und er las ihr jeden Wunsch von den Augen ab. Eine gewisse Ähnlichkeit mit Guiseppe, dem italienischen Kellner vom anderen Ende der Stadt, war sicher nur Zufall.

Das Essen war exzellent, auch wenn ich mir unter „Stierhoden" etwas anderes vorgestellt hatte, zumindest eine größere Portion. Aber Miguel erklärte mir, dass man nur die Hoden ganz junger und kraftstrotzender Tiere nimmt, auf dass von ihnen die Manneskraft auf den Essenden übergehe.

„Ich selbst esse sie täglich", behauptete er noch, mit Seitenblick auf meine Seniorita. Diese war ganz verzückt und beschloss spontan, sich nächste Woche bei einem Spanischkurs an der Volkshochschule einzuschreiben. Basta!

In den nächsten drei Wochen kam mir zu Hause so manches spanisch vor. Meine Frau stand oft mit verklärtem Blick in der Küche, und bei vielen Wörtern klemmte sie neuerdings die Zunge zwischen die Zähne, was sich wie ein S-Fehler anhörte und mit gelegentlichem Speichelaustritt verbunden war.

Aber da die Volkshochschullehrerin schwanger wurde und auch so schnell kein Ersatz aufzutreiben war, schlief der Spanisch-Kurs für dieses Jahr ein, und mit ihm auch das Interesse meiner Frau. Die Zeit heilt eben alle Wunden.

Neulich war Ali wieder einmal bei mir. Ich sagte ihm, dass es uns in seinen Restaurants sehr gut gefallen habe, erstklassige Speisen und ein guter Service. Er bestätigte mir im Gegenzug, dass er auch sehr zufrieden sei mit seinem neuen BMW. Die deutschen Autos seien wirklich sehr gut.

Im Übrigen baue er jetzt in seinem indischen Restaurant eine Tanzfläche ein, weil er dort künftig Bauchtanz anbieten möchte. Aus diesem Grunde lud er mich auch gleich zur Wiedereröffnung im nächsten Monat ein. Frauen bekämen ein Glas Sekt gratis.

Das ließen wir uns nicht zwei mal sagen, und pünktlich vier Wochen später betraten meine Frau und ich das Restaurant. Ali freute sich sehr, und wir bekamen einen Tisch direkt am Podest der Tänzerin.

Was dann kam, war wie 1001 Nacht.

An Stelle der sonst komplett männlichen Belegschaft bewirteten uns heute mehrere rassige, dunkelhaarige Schönheiten in fantasievoll bestickten Gewändern. Sie lasen mir jeden Wunsch von den Augen ab, zum Beispiel den Wunsch nach mehr Soße.

Dann erschien endlich Fatima, die schöne Bauchtänzerin. Sie war wirklich ein Bild von einem Weib und diese Augen …

Ich musste sofort an meinen Großvater denken, der immer zu sagen pflegte: „Frauenaugen müssen sein wie Männerfüße – so groß, so schwarz, so feucht, he, he, he!"

Ich war ihr jedenfalls sofort verfallen, was Fatima natürlich bemerkte und weswegen sie ihren wundervollen Bauch auch bevorzugt vor unserem Tisch ein- und ausrollte.

Irgendwann wollte meine Frau dann nach Hause, und ich beschloss noch an diesem Abend, selbst einen Bauchtanzkurs zu belegen. Klar, das war für einen Mann ungewöhnlich, aber genug Bauch war vorhanden, und mit meinen neuen Tanzfreundinnen würde ich mich sicher bestens verstehen.

Was mich jedoch erstaunte: Meine Frau war von diesem Abend überhaupt nicht begeistert.

An allem hatte sie etwas auszusetzen, bemängelte die faden Fladen und die zu scharfen Soßen, die Bedienung wäre nicht mit Aziz und Kollegen zu vergleichen gewesen, und besseren Bauchtanz hätte sie auch schon gesehen.

Fortan schwieg ich lieber. Vielleicht sollte man das Bauchtanzen wirklich den Frauen überlassen, wo es doch so wenig Auftrittsmöglichkeiten für Männer gibt …

Aber zum Essen führe ich sie das nächste Mal nicht zum „Inder" sondern zu Sepp, in den „Bayrischen Hof". Da wird sie ja dann sehen, was anmutiger ist: eine bauchtanzende Schönheit aus Indien oder eine schuhplattelnde Weißwurscht aus Unterammergau.

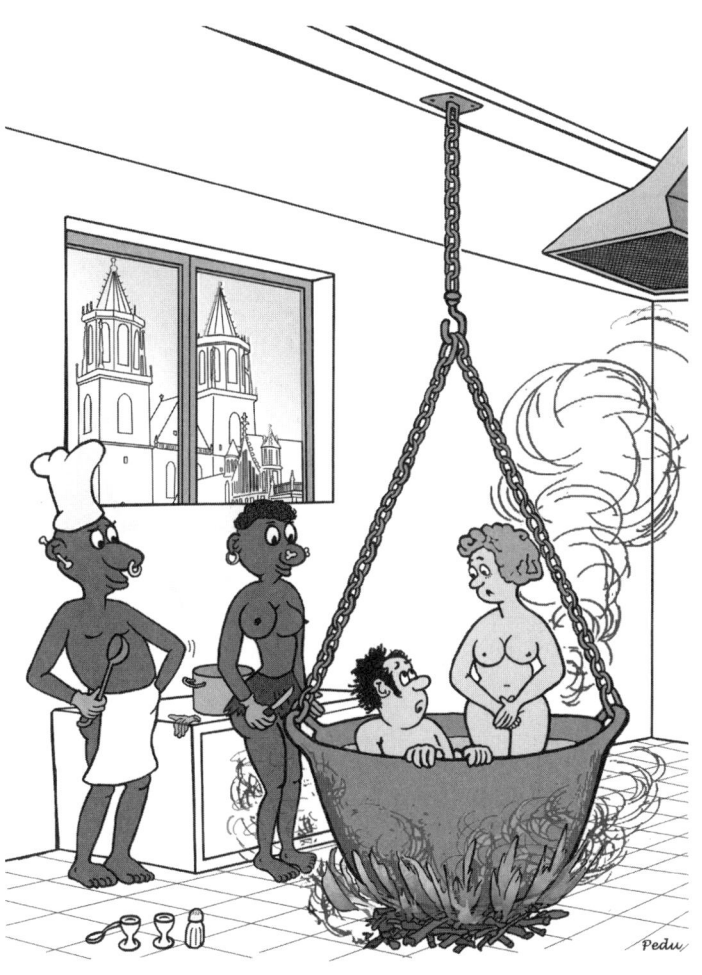

„Nun hab dich nicht so. Schließlich war er deine Idee, dieser Abend mit polynesischer Küche!"

Als Hausarzt auch zu Haus Arzt – Zu groß für Zwölf

Neulich kam meine Tochter Lydia mit tränenverhangenem Blick nach Hause.

Sie hatte ein Auge auf einen Jungen geworfen. Als sie sich ihm dann mutig offenbarte, sagte der doch tatsächlich zu ihr: „Du bist mir zu groß und zu fett!"

Nun, „zu groß" – da hatte er wohl leider Recht. Sie ist mit ihren zwölf Jahren bereits 1,78 Meter und überragt alle Kinder ihrer Altersstufe um einen Kopf. Dass dieser Junge da Angst bekam, war verständlich und sicher auch nicht durch die überragende Schönheit meiner Tochter, die übrigens ganz nach ihrem Vater kommt, wettzumachen.

Aber „zu fett"??

Das geht zu weit, und es stimmt auch nicht. Allenfalls ist sie kernig, so wie ihr Papa früher in diesem Alter.

Ich tröstete sie: „Lydia, du wurdest gerade erst zwölf Jahre alt. Du bist zwar Linkshänderin, aber trotzdem wunderschön und eines mit Sicherheit nicht: zu dick. Der Kerl ist das Auge nicht wert, das du auf ihn geworfen hast …"

Und während ich sie auf diese väterliche Art wieder aufbaute, musste ich unwillkürlich an meine eigene Kindheit denken.

Ich war mit zwölf auch ein recht stattlicher Bursche, so wie mein Vater mit zwölf, mein Großvater mit zwölf und wahrscheinlich alle männlichen Vorfahren bis in die Steinzeit mit zwölf.

Meine Kinderärztin sagte immer, ich lebe streng oberhalb der für mein Alter vorgesehenen Gewichtspercentile, was auch immer das heißen mochte. Wahrscheinlich war es so eine Art Normalgewichtskurve, die von sehr dünnen Pädiatern entworfen wurde, um dickere Kinder schonungslos zu entlarven.

Überhaupt hasste ich meine Kinderärztin. Sie hieß Frau Doktor Reiher-Brühl, und sie war das lebende Beispiel dafür, dass man sich mit einem Doppelnamen nicht unbedingt verbessern musste. Im Gegenteil, ihr Name unterstrich ihren Charakter auf schicksalhafte Weise.

Diese Ärztin hatte ihre Sprechstundenschwester angewiesen, mich stets als erstes auf die Waage zu stellen, wenn ich mit meiner Mutter auch nur die verschnupfte Nase in ihre Praxis zu stecken wagte.

Die Schwester brüllte dann mit lauter Stimme mein Gewicht durch die Räume; zumindest so laut, dass es wirklich jeder hören konnte: „85 Kilooo!" Wenn im Sommer das Fenster offen stand, verwirrte sie damit sogar die alte Gemüsefrau im Laden gegenüber: „85 Kilooo!"

Geduckt und gedemütigt stieg ich von der Waage, und nun herrschte Frau Dr. Reiher-Brühl meine arme Mutter an: „Was ge-ben Sie die-sem Kin-de zu es-sen?!"

Meine Mutter stotterte dann meinen kargen Speiseplan herunter, denn sie gab mir wirklich nicht übermäßig viel. Ich nahm es mir! Denn ich war Jäger und Sammler, und ich aß für mein Leben gern, genau wie mein Vater, mein Großvater und dessen Großvater. Ich war sozusagen in meiner Erbfolge gefangen, wie meine Vorfahren und Vorvorfahren. Heute glaube ich, dass wir schon in der Steinzeit eine größere Höhle brauchten als andere. Vielleicht entstand so der Begriff „Kieferhöhle", weil schon meine Vorfahren den ganzen Tag auf etwas herumkauten, also ständig etwas zwischen ihren Kiefern zermahlten, wer weiß?

Apopros Höhle, es gab da noch ein anderes Problem als „stattliches" Kind.

Jeden Montag musste ich in die Höhle des Löwen, und das war zumindest in der Winterzeit die Turnhalle unserer Schule. Der Löwe, der uns dort dressierte, war das Muskelpaket mit Trillerpfeife namens Müllering.

In den kalten Tagen des Jahres war Geräte- und Bodenturnen angesagt, aber er hätte uns auch ins Freibad gejagt, wenn dort Wasser in den Becken gewesen wäre.

Ich sehe sie noch vor mir, diese Riesenturnhalle, an jenem Montag, als „Bockspringen" angesagt war.

In der Mitte stand der Bock. Dahinter der Sportlehrer, ein geiler Bock, wie ich heute weiß. Und nun kam auf diesen armen Mann ein kugeliges Etwas zugerannt, 1,75 Meter groß, 86 Kilo schwer, mit aufgerissenen Augen und heraushängender Zunge …

Also ich hatte in meinem jungen Leben schon einige ängstliche Menschen gesehen, aber in den Augen meines Sportlehrers stand das nackte Entsetzen. Und er hat mir diesen Sprung nie verziehen, obwohl ich ihn mehrmals im Krankenhaus besuchte. Erstaunlicherweise ist er aber trotzdem fair geblieben, als er nach zwei Monaten wieder da war. Er nannte seitdem meine Bodenübungen liebevoll „Extremitäten-Show" und vergab auch jedes Mal die Höchstnote …

Meine Tochter hielt sich die Ohren zu und rief: „Papa, das höre ich jetzt schon zum zwanzigsten Male! Das tröstet mich nicht!"

Ich sagte: „Lydia, du bist noch jung. Kümmere dich doch erst mal um gute Noten, anstatt nach den Jungs zu schauen. Du bist jetzt auf dem Gymnasium, das ist kein Zuckerschlecken mehr …"

Ich hätte auch mit der Wand reden können.

Außerdem fiel mir auf, dass ich jetzt genauso sauklug daher redete, wie meine Eltern einst. Nur dass ich damals nicht zwölf war, sondern sechzehn.

Mit zwölf Jahren interessierte mich, im Gegensatz zu heute, das andere Geschlecht herzlich wenig. Ich weiß noch, als ich damals von einer Jugendherbergsreise nach Hause kam. Meine Eltern wollten alles haarklein wissen, wie es war, und ich erzählte, dass wir alle gemeinsam geduscht hätten. Mein Vater rief entsetzt: „Was denn, waren da etwa auch Mädchen dabei?"

Ich sagte: „Weiß ich doch nicht. Wir waren doch alle nackt!"

Bliebe noch etwas Wichtiges nachzutragen.

Ende des dreizehnten Lebensjahres verpasste mir die Natur einen Wachstumsschub, der sich gewaschen hatte. Nicht nur, dass ich größer wurde, auch das Gewicht nahm ab, obwohl ich nichts verändert hatte. Der Appetit ließ von alleine nach. Vielleicht lag es auch an der Schulspeisung. Schließlich erreichte ich sogar mein Normalgewicht, und nun veränderte sich alles:

— Frau Dr. Reiher-Brühl lobte meine Mutter überschwänglich und natürlich ihre eigenen Therapiemethoden, die diesen Erfolg ihrer Meinung nach erst ermöglicht hatten.
— Meine Mutter fand ihr Selbstbewusstsein wieder.
— Mein Vater entfernte das eigens am Kühlschrank angebrachte Schloss – und ich warf dessen Nachschlüssel weg.
— Sportlehrer Müllering starrte mir offenen Mundes hinterher, als ich die Kletterstange emporschoss.
— Ulrike Meier, unsere Klassenschönste, hielt mir als erstes Mädchen ihre wulstigen Lippen hin, auf dass ich bei ihr das Küssen lernen sollte.

Tja, wenn meine Tochter wüsste, was ihr für eine wunderbare Zukunft bevorsteht, wäre sie längst nicht so traurig. Aber die kann ich ihr nicht voraussagen. Sonst ist es ja keine Überraschung mehr.

Der Arzt und sein Speckgürtel – Der Ärztebäcker

Vor einiger Zeit eröffnete in unserer Straße ein neues Ärzte-haus. Im Speckgürtel desselben siedelte sich sofort eine ganze Sekundär- und Zulieferindustrie an: ein Orthopädieschuh-machermeister, ein Hörgeräteakustiker, das Bestattungsinsti-tut „Der letzte Kaiser" mit angeschlossenem Schreiner- und Steinmetzebetrieb und – ein Bäcker.

Sie alle hoffen auf viele ältere Kranke mit ihren gerade wieder exorbitant erhöhten Renten.

Der Bäcker ist der Cleverste von allen. Sein Kalkül ist voll aufgegangen.

Einerseits brauchen die Patienten etwas zu essen, um die stundenlange Wartezeit in den Praxen zu überstehen. Ande-rerseits verschafft ein kleines Kuchenpaket für den Doktor und das Praxispersonal vielleicht doch den Vorteil, in der Warteliste einige Plätzchen (ha-ha – ein Wortspiel!) nach vorn zu rutschen

Der gerissene Teigkneter hat sich auf alles eingestellt. Es gibt Spritzringe für den Orthopäden, Zuckerkuchen für den Diabetologen, Pflaumenstreusel für die Gyn und Mandel-ecken für die HNO, wobei auf Wunsch ein paar Spritzer Vanil-lesauce auf den Mandeln diskret darauf hinweisen, dass der Leidende bei sich eine eitrige Angina vermutet, was die War-tezeit natürlich auf Notfallniveau verkürzen sollte. Und wel-cher Mann von Welt präsentiert seinem Urologen nicht gern einen prächtig großen Liebesknochen?

Ach ja, und für die wenigen Kinderarztbesucherchen kreierte der backende Pfiffikus speziell einen Klecks aus wei-ßem Schaumgebäck, mit einer roten Zuckerperle in der Mitte, liebevoll „Pitti-Platsch" genannt. Wenn Kind allerdings Pech hat, gibt's im Sommer noch die Biene Maja gratis dazu.

Neulich jedoch bemerkte ich eine riesige Menschenmenge, die sich zwischen Ärztehaus und Bäckerei staute. In Viererreihe stand man dort, gut einhundert Meter weit.

Was hatte der Bäcker, dieser Tausendsassa, jetzt schon wieder für einen genialen Einfall? Aber merkwürdigerweise standen die Leute, mit dem Rücken zum Bäckerladen, bis tief in das Ärztehaus hinein. Und was machte meine Mutter an Position 493 in dieser Schlange?

Ich stellte sie zur Rede und sie verriet mir: „Wir stehen hier alle beim Augenarzt im dritten Stock an. Heute ist doch Terminvergabetag für das nächste Jahr!"

Sofort musste ich an unsere heldinnenhafte Gesundheitsministerin denken. Was schmetterte sie beim letzten Deutschen Ärztetag den stänkernden Doktoren ins blasse Antlitz?

„Zeigen Sie mir einen Patienten, der nicht das bekommt, was er braucht!"

Meine Mutter jedenfalls hat bekommen, was sie braucht: einen Augenarzttermin pünktlich im Herbst nächsten Jahres.

Und der clevere Bäcker reagierte natürlich sofort. Er verkaufte Mohnbrötchen, auf denen der Termin in Blindenschrift aufgespritzt ist. Nun ab nach Hause und in die Kühltruhe damit!

So kann Mutter, selbst wenn der Sehvermögen bis dahin nicht durchhält, diesen großen Tag auf keinen Fall vergessen.

Arzt im Selbstversuch – Gute Vorsätze

Wenn der aufmerksame Leser bis hierher vorgedrungen ist, wird er mitbekommen haben, dass so ein ärztlicher Schreibtischtäter wie ich auch ein paar Gewichtsprobleme hat. Schließlich bin ich auch kein spindeldürrer Internist, der sogar fettarme Margarine für Teufelszeug hält und stattdessen mit einem Körnerriegel im Mund durchs Wohngebiet tänzelt. Im Gegenteil. Meine Patienten lieben mich größtenteils und zeigen dies in Form von Schokolade, Kaffee und Kuchenpaketen. Insbesondere vor Weihnachten. Dann verwandelt sich die Praxis in eine Mastanstalt für medizinisches Personal. Aber schön ist es doch. Und zum Glück irgendwann vorbei. So wie letztes Jahr.

Das Weihnachtsfest war vorüber und der Jahreswechsel vollzogen. Nun war es Zeit, an die Verwirklichung der guten Vorsätze zu denken.

Dieses Jahr hatte ich mir vorgenommen, mein Gewicht deutlich zu reduzieren.

Nicht dass ich wirklich zu dick gewesen wäre, oh nein. Aber der athletische Ausdruck meines Körpers entsprach kaum mehr dem Schönheitsideal von heute, weswegen sich die Frauen am Strand im nächsten Urlaub wohl auch nicht mehr nach mir umdrehen würden. Vielmehr war es so, dass sie Angst haben mussten, dass ich stolpere und auf sie drauf falle.

Bevor also so etwas passierte und Tote und Verletzte meinen Weg säumten, beugte ich, ein Mann von Welt, lieber vor und speckte ordentlich ab.

Ich glaube auch, dass die Zeit nach den Weihnachtstagen ideal ist für solcherlei Vorhaben. Die meisten Menschen haben sich nämlich derart überfressen, dass sie sich ab sofort wieder nach einfachen und überschaubaren Mahlzeiten sehnen. Deshalb fassen auch so viele Leute am Jahresanfang denselben Entschluss.

Ich jedenfalls war bestens für eine radikale Gewichtsabnahme gerüstet.

Erstens war ich satt, sehr satt nach dem üppigen Neujahrsschmaus und den drei langen Tagen des Resteverzehrens.

Wie man weiß, beginnen ja Diäten am Jahresanfang immer erst am 5. Januar.

Am 1. Januar ist noch Feiertag und an diesem Tag wird entsprechend feierlich gegessen. Dann gibt es noch drei Tage Reste, denn es soll ja nichts umkommen. Woanders in der Welt würden sich die Menschen darum reißen …

Zweitens verfüge die ich über eine überzeugende Strategie.

Ich wollte pro Tag 200 g abnehmen, indem ich meine Tagesmenge an Kilokalorien auf Tausend begrenzte. Es durfte ruhig auch noch weniger sein. Nur gleichmäßig verteilen musste ich die kargen Happen, damit kein aufkommender Heißhunger entstehen konnte.

Drittens hatte ich mir die besten Hilfsmittel besorgt, die zu bekommen waren – ein Equipment, das seinesgleichen suchte. Nicht so eine läppische Kalorientabelle aus dem Supermarkt, wo dann ausgerechnet die Lebensmittel dieses Marktes als besonders schlankmachend dargestellt werden.

Nein, ein elektronischer Gewichtskalkulator im Westentaschenformat, mit Touchscreen und Highspeed-Prozessor, das würde die Erfolgsgarantie meines professionellen Abnehmens sein. Das einzige, was dieses Wunderwerk der Technik nicht konnte, war, mich zu wiegen. Der Winzling hätte es sehr wahrscheinlich nicht überlebt, wenn ich mich auf ihn gestellt hätte. Für diesen Zweck hatte ich mir extra eine Körperanalysewaage bereitgestellt, mit zwölf verschiedenen Messfunktionen, Xenon-Beleuchtung für schummrige Nassräume und Sprachausgabe.

Ach ja, wiegen konnte man sich mit dem Ding auch, das heißt, wenn die Batterien es hergaben, also etwa eine Woche lang täglich morgens. Dann brauchte man neue Stromquellen. Dies ging zwar ins Geld, aber was zählte der schnöde Mammon angesichts dieser wichtigen Daten, die ich damit gewann und dann in meinen kleinen elektronischen Gewichtskalkulator eingeben konnte.

So ausgerüstet, machte ich mich am 5. Januar auf den Weg in die Stadt, nachdem ich mein 300-Kilokalorien-Frühstück verzehrt hatte. Ja, ordentlich gestärkt muss man sich schon haben, sonst wird das alles nichts mit dem Abnehmen. Schließlich erfordert dieses Vorhaben viel Elan und Tatkraft.

Das Gegenteil davon sieht man bei den Vegetariern mit ihrer ewigen Körnerfresserei. Die wirken bereits morgens blass und krank und kommen nicht mal dazu, ordentlich zuzunehmen, bevor sie ihr Gewicht dann wieder erfolgreich reduzieren können.

Wie immer führte mich mein erster Weg in den Buch- und Zeitungsladen. Lächelnd beobachtete ich die vielen übergewichtigen Menschen, die sich verstohlen für Literatur über das Abnehmen interessierten. Auch am Zeitschriftenstand herrschte dichtes Gedränge. Kein Wunder bei Titelseiten wie „Blitzdiät – schlank in vierundzwanzig Stunden!" oder „In zwei Wochen zur Traumfigur!"

Was war die Folge? Die Leute kauften diese teuren Hefte, nahmen vielleicht auch wirklich in der genannten Frist so einiges ab – und zwei Wochen später doppelt so viel wieder zu.

Nein, man musste es wie ein Profi angehen, sonst war man zum Misserfolg verdammt.

Als ich weiter schlenderte, bemerkte ich ein leichtes Hungergefühl. Ich grinste, denn jetzt, genau jetzt, bediente sich mein Körper an meinen Fettdepots. Na dann, guten Appetit, lieber Body!

Allmählich wurde das Hungergefühl immer stärker. Soviel gaben meine Depots wohl doch nicht her. Oder war es vielleicht gar kein Fett sondern Muskeln, was da verbrannt wurde?

Ich beschloss, mir beim Italiener ein leichtes Pastagericht zu gönnen. Leider hatte ich meinen elektronischen Kalkulator nicht dabei. Aber viele Kalorien konnten die Speisen hier nicht haben, so schlank wie Francesco, der Inhaber des Lokals, war. Da durfte es ruhig auch etwas mehr auf dem Teller sein.

Gut gelaunt, verabschiedete ich mich mit einem selbsterfundenen Witz: „Francesco, wie nennt man es, wenn jemandem beim Essen ein Stück Nudel im Zahn hängen bleibt? – Zahnpasta!"

Ha, ha, ha…t Francesco leider nicht verstanden, meinen schlitzohrigen Humor.

Wieder zu Hause, verschmähte ich demonstrativ den Kuchen zum Kaffee. Solcherlei Gebäck sei für mich nicht mehr zeitgemäß, erklärte ich meine geliebten Frau.

Diese reagierte verärgert: „Da macht man sich die Mühe und rührt und bäckt und dann ist es dem Herrn ‚nicht mehr zeitgemäß'! Ich hätte weiß Gott was Besseres zu tun gehabt, als dir diesen blöden Kuchen zu backen …"

Ich versuchte, ihr meine Äußerung zu erklären, aber es half nichts. Um sie zu beruhigen und natürlich auch, um ihr am Boden liegendes Selbstwertgefühl wieder aufzurichten, aß ich endlich ein Stück und lobte die schöne Bäckerin über und über. Der Kuchen war aber auch köstlich. Backen kann meine Frau wie kaum eine andere. Und schließlich war es ja auch Apfelkuchen, und was sollte denn sonst schlank machen, wenn nicht Äpfel?

Der Abend kam, und es klingelte an der Tür. Heinz und Karl standen davor, um den kapitalen Rehbock zu begießen, den Heinz letzte Nacht geschossen hatte. Heinz ist nämlich Jäger, und er trifft nicht oft. Falls er aber doch mal Erfolg hat, dann ist auch ein ordentlicher Schluck fällig. Wenn dann allerdings im Laufe des feucht-fröhlichen Abends die Zunge lockerer wird, stellt es sich so manches Mal heraus, dass das Wild nicht unbedingt vom Jägersmanne selbst erlegt wurde, sondern zum Beispiel von einem zu schnell fahrenden Lastkraftwagen.

Aber das Tier von der Straße zu kratzen, es also zu bergen, erforderte schließlich auch eine ganze Menge waidmännischen Geschickes.

Am nächsten Morgen, nach dem Frühstück, nahm ich mir vor, heute etwas kürzer zu treten, da mein Kalkulator mit meinem ersten Diättag überhaupt nicht einverstanden war.

Ich suchte auch sofort meine Walking-Stöcke hervor, um für meine Sünden zu büßen. Aber dann begann ein dichter Schneeregen, so dass ich dem Breitensport für heute entsagte.

Nach dem Mittagessen sollte man ja auch ruhen, sangen schon die Alten.

Um Streit aus dem Wege zu gehen, kümmerte ich mich nachmittags um die andere Hälfte des Obstkuchens. Dafür sparte ich abends ordentlich Kalorien, indem ich zum Fernsehen bittere Schokolade aß, nicht süße wie sonst.

Morgen müsste ich diese dann aber auch weglassen, wetterte mein Kalkulator. Aber wieso ließ ich mich eigentlich von diesem Stück Elektronikschrott derart terrorisieren? Hatte ich dafür jahrelang studiert? War ich nicht mehr Herr meiner selbst? Ich warf ihn in die unterste Schublade meines Schreibtisches. Das war ja wohl der Gipfel!

Als ich mich nach einer Woche das erste Mal wieder wog, zeigte die sonst so zuverlässige Waage eine Gewichtszunahme von 480 g an.

Das konnte ja nun gar nicht sein! Hatte sich etwa die gesamte Technik gegen mich verschworen? Ich nahm ihr die halbvollen Batterien weg, worauf sie schlagartig verstummte. Ja, jetzt war es vorbei mit der „Sprachausgabe"! Sense, Ruhe, Totenstille …! Wozu eine Waage überhaupt so viel quatschen musste! Als ob ich das Display nicht selber ablesen könnte!

Dann verbannte ich sie in die hinterste Ecke des Dachbodens. Genauso wie letztes Jahr und wahrscheinlich auch wie nächstes Jahr wieder um diese Zeit. Wer bin ich denn?

Ab sofort vertraute ich beim Abnehmen allein meinem Gefühl. Mein Körper würde mir schon das Richtige sagen. Man sollte einfach wieder mehr Vertrauen in die Kräfte der Natur haben.

So verging die Zeit, das Frühjahr kam und schließlich wurde es Sommer.

Ich probierte gespannt meine Badehose an. Sie passte wie angegossen, na gut, wie sehr eng angegossen. Aber sie passte!

Na bitte, es geht doch. Man muss eben nur einen eisernen Willen haben!

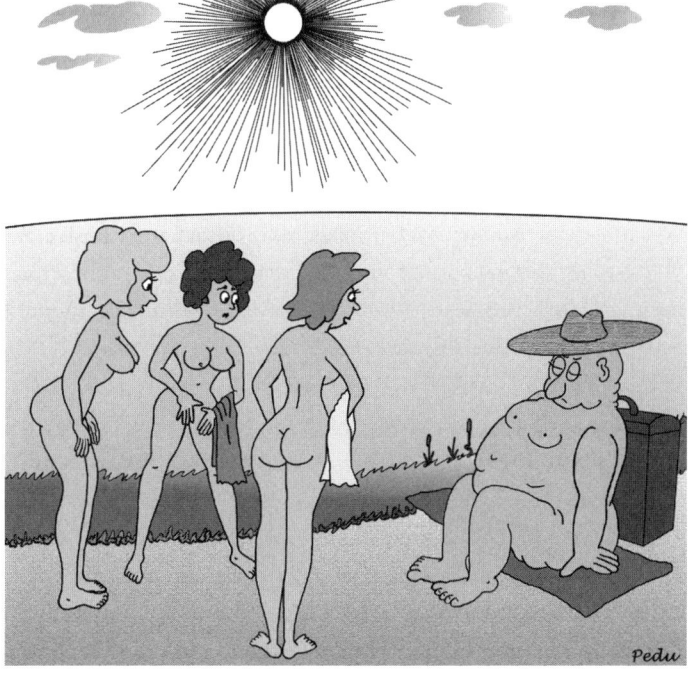

„Typisch Deutschland mit seinem Multikulti. Jetzt stellen sie sogar am FKK-Strand schon Buddhafiguren auf."

Epilog

Nun ist es also so weit. Die Seele eines Hausarztes liegt nackt und offen vor Ihnen wie Heidi Klum vor Seal. Sie haben in sie hineingeschaut (in die Seele, Mann!), ganz oder teilweise, vielleicht hier und da geschmunzelt, vielleicht auch gelacht. Manch einer hat sich sogar wiedererkannt. Gut so.

Denn die Medizin ist oft gar nicht so ernst, wie sie uns von Meinungsbildnern, Medien und Politik präsentiert wird. Ob Patient oder Doktor: Alle sind Menschen. Und Menschen sind nun mal komisch. Wenn es uns also gelingt, trotz verordneter Bürokratie und Reformen, trotz kranker Kassen und Praxisgebür, ja trotz gesundheitspolitischer Sprachmonster wie „Morbiditätsrisikostrukturausgleich" (Abgekürzt: „Morbi-RSA") Mensch zu bleiben, zuzuhören, miteinander zu reden, vielleicht sogar zu lachen, dann haben wir wirklich die Chance auf eine gute Medizin anstelle technokratischer Behandlungsfabriken.

Zuhören und miteinander reden hat dieses Buch möglich gemacht. Bei allen, die freiwillig (meist aber unfreiwillig) dabei geholfen haben, möchte ich mich bedanken. Bedanken mit einem letzten kurzen Vers:

Der Doktor rät den Menschen, nicht zu rauchen,
zu meiden jede Art von Alkohol,
zu essen nur, was die Organe brauchen
(am besten drei mal täglich Wirsingkohl),
sich vorab gegen Infektion zu wehren
durch kalte Güsse täglich, ungewohnt …
Nur eines kann der Doktor nicht erklären:
Warum sich dann das Älterwerden lohnt.

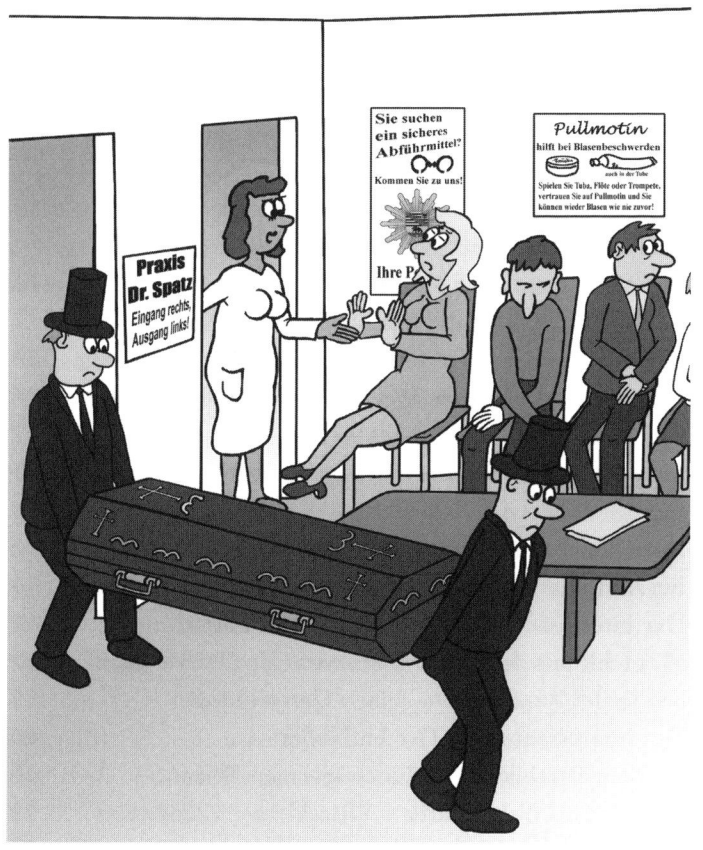

„Der Nächste bitte!"